2025

KB195371

공중보건
핵심노트

알짜기출/집중정리 **알Zip**

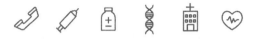

보건직공무원 시험대비,

"공중보건 알Zip 핵심노트" 2차 개정판을 내면서...

시험을 앞둔 수험생이라면 누구나 잘 요약정리된 서브노트 한 권이 있었으면 하는 절실한 고민을 하게 됩니다. 하지만 막상 서브노트를 작성하자니 시간이 너무 많이 소요될 것 같고, 또 정리하는 동안에도 정확하지 않은 내용을 정리할 까봐 걱정을 많이 하는 수험생을 너무도 많이 목격하게 됩니다. 이에, 저는 이런 고민에 빠진 수험생들에게 주요 내용이 결코 빠져져도 안 되고, 수험생들이 교재 내용을 정확하게 이해하고 자기 것으로 만들 수 있는 요약집을 제가 직접 만들어 선물할 수 있을까 하고 정말 많은 고심을 하여 **"알Zip 핵심노트"**를 발간하게 되었습니다.

"공중보건 알Zip 핵심노트" 의 특징은

> 첫째, 내용 전체가 단답형 괄호 넣기식 문제 형태로 구성되어 있어 수험생 여러분들에게 반드시 알아 두어야 할 핵심 키워드를 정리하도록 요구하고 있습니다.
>
> 둘째, 세부 설명이 필요한 핵심 내용에 대해서는 실강으로 듣는 QR코드를 첨부하여 유튜브 「김희영의 널스토리」와 연계하여 수험생 여러분들의 이해를 높이도록 보완하였습니다.
>
> 셋째, 목차 구성은 기본이론서 「김희영의 공중보건」 책자와 동일한 순서대로 구성하여 **"알Zip 핵심노트"** 만으로 부족한 부분은 기본이론서를 참고하도록 정리하였습니다.
>
> 넷째, **"알Zip 핵심노트"**에 수험생 여러분들이 직접 정리한 내용을 추가 정리한다면 혼자 요약집을 정리 하는 것보다 보다 더 정확하고 효율적인 자신만의 수험 대비용 핵심노트가 완성될 수 있도록 여백 또한 잘 활용할 수 있도록 구성하였습니다.

"공중보건 알Zip 핵심노트"는 금번 2025년 시행 보건직 공무원 시험에 대비하여 출판사 마지원과 함께 보다 새롭게 수험생들에게 다가서고자 노력하였습니다. 공중보건학을 공부하는 많은 수험생들에게 이 책이 공중 보건의 기본을 확고히 하고 공무원 고시 합격의 지름길이 되기를 진심으로 기원하며, 수험생들에게 진정으로 도움이 되는 베스트셀러 수험서가 될 수 있도록 물심양면으로 애써주신 마지원 편집부에게 진심으로 감사를 드립니다.

편저자 김희영

CONTENTS

CONTENTS

09 의복과 주택위생

10 식품위생과 보건영양

김희영의 공중보건 알zip 핵심노트

CONTENTS

DO IT

PART
01

공중보건학의 개념

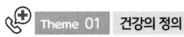

Theme 01 건강의 정의

(1) WHO 정의

1948년 : 건강이란 "단순히 질병이 없거나 허약하지 않은 상태를 뜻하는 것만이 아니라 (①)·(②)·(③) 안녕이 완전한 상태에 놓여 있는 것이다."라고 정의	
④	신체의 크기와 모양, 감각의 예민성, 질병에 대한 감수성, 신체기능, 회복능력, 특정 업무의 수행능력
⑤	학습능력, 합리적 사고능력과 지적 능력
⑥	사회에서 그 사람 나름대로의 역할을 충분히 수행하는 상태

answer ① 신체적 / ② 정신적 / ③ 사회적 / ④ 신체적 / ⑤ 정신적 / ⑥ 사회적

(2) 학자들의 건강의 정의

①		외부환경의 변동에 대하여 내부환경의 항상성이 유지되는 상태
②		건강-불건강의 연속선 개념을 제시
③		유기체가 외부환경조건에 부단히 잘 적응해 나가는 상태
④		자신이 특수한 환경 속에서 효과적으로 자신의 기능을 발휘할 수 있는 능력
⑤		각 개개인이 사회적인 역할과 임무를 효과적으로 수행할 수 있는 최적의 상태
(⑥) 모형	⑦	질병발생 이전에 존재하는 것 • 인구학적 변수(성, 연령, 결혼상태 등), • 사회구조적 변수(직업, 교육정도, 인종 등), • 개인의 건강 믿음(질병과 보건의료에 대한 태도)
	⑧	① 가족자원 : 가구소득, 재산, 의료보험 등 ② 지역사회자원 : 의료자원, 의료기관까지의 교통시간
	⑨	① 환자가 느끼는 필요(Perceived Need = Want) ② 의학적 필요(Evaluated Need = Need)
(⑩)의 건강행위	⑪	스스로 아프다고 생각하는 사람이 의사의 조언을 얻고 관련된 행동을 하는 행위
	⑫	치료를 받는 과정에서 치료지침에 대한 반응
	⑬	스스로 건강하다고 믿고 있는 사람들이 증상이 없을 때 하는 행위 예 체중 조절, 지방섭취 기피, 금연, 예방접종

answer ① Claude Bernard / ② Dunn / ③ Wylie / ④ Walsh / ⑤ Parsons / ⑥ Anderson(1902~1979)
⑦ 소인성 요인(Predisposing Factor) / ⑧ 가능성 요인(Enabling Factor) / ⑨ 필요요인(Need Factor)
⑩ 캐슬(Kasal)과 콥(Cob) / ⑪ 아픔의 행태(Illness Behavior) / ⑫ 환자치료 행태(Sick Role Behavior)
⑬ 예방보건 행태(Preventive Health Behavior)

⑭	① 생활습관(⑮ %)
	② 환경(⑯ %) : 물리적 환경, 가정 환경, 학교 환경, 산업체 환경, 지역사회 환경
	③ (⑰)(20%)
	④ (⑱)(10%)

answer ⑭ Lalonde(1974) / ⑮ 50 / ⑯ 20 / ⑰ 유전 / ⑱ 보건의료서비스

(3) 건강개념의 변천★★★

① 신체 개념(19세기 이전) → 심신 개념(19세기) → (①)(20세기)
② 정적 개념 (②) 동적 개념
③ 병리학적 개념 → (③) 개념
④ 불연속성 개념 (④) 연속성 개념
⑤ 운명론적 사고, 개인책임 한계 → (⑤)(건강권)

answer ① 생활개념 / ② → / ③ 생태학적 / ④ → / ⑤ 사회적 책임 요구

(4) 건강개념 모델★★

①		정신과 육체를 분리. Pasteur와 Koch에 의해 확립
생태학적 모델	②	개인 또는 집단의 습관, 체질 · 유전, 방어기전, 심리적 생물학적 특성
	③	병원체의 특성, 민감성에 대한 저항, 전파조건
	④	물리 · 화학적 환경, 사회적 환경, 경제적 환경, 생물학적 환경
⑤	⑥	선천적(유전적) 소인과 후천적(경험적) 소인이 있음
	⑦	생물학적 환경, 사회적 환경, 물리 · 화학적 환경
	⑧	가장 중요시 됨
총체적 모델	⑨	물리적 · 사회적 · 심리적 환경
	⑩	여가활동, 소비패턴, 식생활 습관 등이 개인의 건강에 지대한 영향
	⑪	질병발생에 영향을 주는 내적요인
	⑫	포괄적 개념으로 예방적 요소, 치료적 요소, 재활적 요소 등을 포함
건강영향 피라미드 (Frieden)	⑬	
	건강한 선택을 할 수 있는 환경 조성	
	장기간 지속할 수 있는 예방대책	
	임상적인 개입 : 고혈압, 고지혈증, 당뇨병 관리와 치료	
	⑭	

answer ① 생의학적 모델 / ② 숙주 / ③ 병원체 / ④ 환경 / ⑤ 사회생태학적 모형 / ⑥ 숙주 / ⑦ 환경 / ⑧ 개인행태요인 / ⑨ 환경 / ⑩ 생활습관
⑪ 인체생리 / ⑫ 보건의료시스템 / ⑬ 사회경제적 요인 / ⑭ 상담과 교육 : 개인이나 집단을 대상으로 생활습관 바꾸기

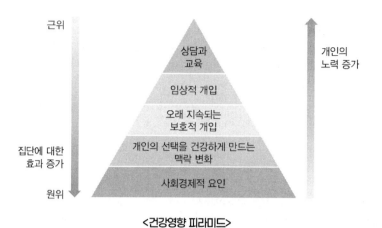

<건강영향 피라미드>

출처 : Frieden, 2010

 Theme 02 **질병의 정의**

(1) 질병 발생설의 역사적 변천

①★	인간이 악신(惡神)과 선신(善神)에 의존하던 시대,
②	별자리의 이동에 따라 질병, 기아, 전쟁발생 등을 예측
③	감염병은 오염된 공기로 발생한다는 설 　• miasma theory = mi(bad) + asma(air)
④	사람과 접촉에 의해 전파한다는 설
⑤	레벤후크의 현미경발견, 파스퇴르의 미생물설, 코흐의 결핵균, 탄저균, 콜레라 병원체 발견
⑥	맥마흔(Macmahon). 질병에 관계있는 모든 요소가 연결되어 있다는 설

answer ① 종교설(신벌설) 시대 / ② 점성설 시대 / ③ 장기설 시대 / ④ 접촉감염설시대 / ⑤ 미생물 병인설(세균설) 시대
　　　⑥ 탈미생물 시대(다인설)

(2) Leavell & Clark(1965)★★★

질병의 과정	병인-숙주-환경의 상호작용 (①)	병인 자극의 형성 (②)	숙주의 반응 (③)	질병 (④)	회복/사망 (⑤)
예비적 조치	환경위생, 건강증진을 위한 적당한 운동이나 식이 등의 (⑥)활동	안전관리, 예방접종 등의 (⑦) 예방활동	⑧	⑨	재활
예방차원	1차적 예방		2차적 예방		3차적 예방
적용범위	70~75%		20~25%		5%

answer ① 비병원성기 / ② 초기병원성기 / ③ 불현성감염기 / ④ 현성질환기 / ⑤ 재활기 / ⑥ 적극적 예방 / ⑦ 소극적 예방
　　　⑧ 조기발견, 조기치료 / ⑨ 악화방지를 위한 치료

Theme 03 공중보건학의 정의

(1) C. E. A. Winslow 정의(1920, Yale대)★★★

"조직적인 지역사회의 노력을 통하여

① 질병을 예방하고

② 수명을 연장시킴과 더불어

③ (　　　①　　　) · (　　　②　　　)인 효율을 증진시키는 기술과 과학"이라고 정의하였다.

CHECK Point ⊕ 조직적인 지역사회의 노력

(1) 환경위생 개선
(2) (　　③　　)
(3) 개인(　④　)
(4) 질병의 조기진단 및 치료를 위한 의료 및 (　　⑤　　)의 조직화
(5) 모든 사람들이 자신의 건강 유지에 적합한 생활수준을 보장받도록 (　⑥　)

answer ① 신체적 / ② 정신적 / ③ 전염병 관리 / ④ 위생교육 / ⑤ 간호봉사 / ⑥ 사회제도 개선

(2) 공중보건사업 수행의 3요소(Anderson)★

①	조장 행정(가장 중요한 구성요소)
②	봉사행정
③	통제행정

answer ① 보건 교육 / ② 보건 행정 / ③ 보건 법규

(3) Ashton & Seymour의 공중보건 4단계

①	19세기 중반 산업화, 도시화로 인한 보건문제 대처단계
②	1870년 이후 개인중심의 개인위생, 예방접종 중점시기
③	신의약품 개발로 감염성질환 급격히 감소
④	1970년 이후 개인보건 문제에서 사회적 문제 해결을 위한 보건의료서비스의 제공

answer ① 1차 단계(산업보건 대두 시기) / ② 2차 단계(개인위생중점 시기) / ③ 3차 단계(치료의학 전성기) / ④ 4차 단계(신공중보건 단계)

(4) 공중보건과 유사한 용어

위생학	개인위생과 환경위생의 발생원인 강조
예방의학	개인대상으로 질병예방과 악화방지
사회의학	사회적 요인에 의한 인간집단의 건강강조
지역사회의학	사회, 경제, 문화 등 사회과학적 건강증진
①	현재 건강증진으로 적극적인 관리방법이며 최상의 상태유지

answer ① 건설의학

(5) 공중보건의 특성

공공성	공공의료의 성격을 지님
공공재화	환경보호와 위생사업의 결과는 지역사회의 공공재산에 해당 됨
접근성	공중보건 사업은 재정적, 지리적, 사회문화적 접근성이 높아야 함
포괄성	공중보건 사업은 예방, 치료, 재활 및 건강증진 사업이 상호 조정되고 연속적으로 운용되어야 함
지속성	공중보건 사업은 시간적, 지리적으로 연계되어야 하며 기관 간 이송이나 정보제공이 협력적으로 이루어져야 함
효율성	공중보건 사업은 투입되는 자원의 양을 최소화하거나 최대의 목적을 달성하는 경제원리가 적용되어야 함

 Theme 04 공중보건수준의 평가

(1) WHO의 3대 보건지표★★★

①	0세의 평균여명
②	보통사망률 = (총사망자 수 / 년앙인구) × 1,000
③	(50세 이상의 사망 수 / 총 사망자 수) × 100

answer ① 평균수명 / ② 조사망률 / ③ 비례사망지수

(2) 건강지표★

① 영아 사망지표

①★★	(출생 후 1년 미만에 사망한 영아 수 / 연간 총 출생 수) × 1,000
	한 국가의 사회·경제지표로 사용됨
②	(28일 미만의 사망아 수 / 연간 총 출생 수) × 1,000
	보건상태가 향상될수록 영아 사망률과 신생아 사망률의 차이가 감소됨

answer ① 영아사망률 / ② 신생아 사망률

후기신생아 사망률	(생후 7일~생후 28일 미만 사망아 수 / 연간 출생아 수) × 1,000
	사망원인이 생물학적 요인보다 주거 · 영양 · 의료 등의 환경요인에 의해 영향을 받음
영아 후기 사망률	(생후 28일~1년 미만 사망아 수 / 연간 출생아 수) × 1,000
③	{(같은 해의 임신 28주 이후 태아 사망 + 생후 7일 미만의 신생아 사망 수) / 어떤 연도의 출생 수} × 1,000
④★★★	그 연도의 영아 사망 수 / 어떤 연도의 신생아 사망 수
	이 값이 1에 근접할수록 거의 모든 영아 사망이 신생아 사망이다. 그 지역의 건강수준이 높은 것을 의미
유아 사망률	(같은 해의 1~4세의 사망 수 / 특정 연도의 1~4세 중앙인구 수) × 1,000
⑤	(같은 해의 생후 7일 이내 초생아 사망 수 / 특정 연도의 총 출생 수) × 1,000

answer ③ 주산기사망률 / ④ α-index / ⑤ 초생아사망률

② 모성 사망비와 모성 사망률

①	(같은 해 임신, 분만, 산욕기 합병증으로 사망한 부인 수 / 총 출생 수) × 1,000
②★	(같은 해 임신, 분만, 산욕기 합병증으로 사망한 부인 수 / 가임연령 여성 인구 수) × 1,000
	전반적인 보건수준을 나타내는 중요한 지표로 임산부의 산전, 산후관리 수준 및 지역사회 의료전달체계 · 사회 · 경제적 수준을 반영

answer ① 모성사망비 / ② 모성사망률

③ 기타

①	(한 특성에 의한 사망자 수 / 전체 사망자 수) × 100(또는 1,000)
비례 사망지수(PMI)★	(50세 이상 사망자 수 / 전체 사망자 수) × 100(또는 1,000)
②	(한 특성에 의한 사망자 수 / 중앙인구) × 100(또는 1,000)

answer ① 비례사망률(PMR) / ② 원인별사망률

CHECK Point 🔍 **지역사회보건사업의 기획과정**

기획단계	
전제조건의 사정	① 기획팀의 조직
보건현황의 분석	② 지역사회 현황 분석 ㉠ (①)모형 사용 ㉡ (②)을 통한 전략의 도출
우선순위의 설정 및 각종 사업방법 연구	③ 우선순위의 설정 ④ 목적과 목표 설정
계획의 작성	⑤ 전략 및 세부계획 수립 : (③) 사용
사업의 수행	⑥ 수행
평가 및 재계획	⑦ 평가

answer ① MAPP / ② SWOT분석 / ③ 사회생태학적 모형

1단계	지역사회의 조직화와 파트너십 개발
2단계	비전제시
3단계	4가지 MAPP에 대해 사정 ① (　　　　①　　　　) 사정 ② 지역사회 핵심주제와 장점 사정 ③ 지역보건체계 사정 ④ (　　②　　) 사정
4단계	전략적 이슈 확인
5단계	목표와 전략 수립
6단계	순환적 활동(계획 → 수행 → 평가)

answer ① 지역의 건강수준 평가 / ② 외부환경의 변화요인

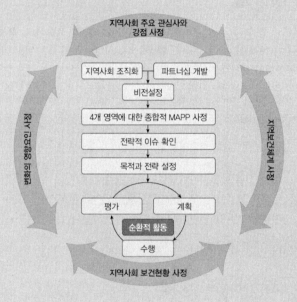

CHECK Point 🔍 SWOT(Strengths, Weaknesses, Opportunities, Threats) 분석전략★★

내부요인 외부요인	강점 (Strength)	약점 (Weakness)
기회 (Opportunity)	SO전략, (　①　) 전략 시장점유율 확장전략	WO전략, 국면전환 전략 (　②　)
위협 (Threat)	ST전략, (　③　) 전략 신사업 진출, 신기술과 신고객 개발	WT전략, (　④　) 전략 사업의 축소와 폐지 철수

answer ① 공격적 / ② 구조조정, 혁신운동 / ③ 다각화 / ④ 방어적

단계		정의
①		① 지식, 태도, 믿음, 기질과 같은 행동에 영향을 주는 개인적 특성 ② 교육 : 강좌, 세미나, 워크숍 같은 공식적인 교육과정을 통해 정보 제공 ③ 행태개선 훈련 : 시뮬레이션, 소집단 토의 등 ④ 직접 서비스 제공
②		① 가족, 친구, 직장동료, 이웃 등 개인에게 영향을 미칠 수 있는 사람들을 함께 관리함 ② 기존 네트워크를 활용 ③ 새로운 네트워크의 개발 ④ 자생적 지도자의 활용
지역사회 수준	③	개별 학교나 직장과 같은 조직에 대한 접근은 조직개발 이론과 조직관계 이론에 근거를 두고 수행함
	④	① 이벤트 : 건강박람회, 걷기대회 등　② 홍보 ③ 사회마케팅　　　　　　　　　　④ 환경 개선 ⑤ 지역사회 규범 개선　　　　　　⑥ 지역사회 개발
	정책개발 및 옹호 활동	① 정책 개발 ② 옹호 활동 : 정책 채택을 가능하게 하기 위한 로비, 민원편지 발송, 정책당국자와의 면담, 지역사회 집회 등을 의미

answer ① 개인적 차원의 전략 / ② 개인 간 수준의 전략 / ③ 조직차원의 전략 / ④ 지역사회차원의 전략

Theme 05 　공중보건학의 발전과정

(1) 외국의 역사

① 고대기(기원전 ~ A.D. 500) : 개인위생중심사상 대두시기

①	㉠ 레위기 : 모세가 언급한 위생 법전 ㉡ 바빌로니아 함무라비 법전(공중보건을 담은 최초의 법전)
②	㉠ 청결관념에 따라 빗물을 모아 급수와 하수처리 ㉡ Papyri 42권 : 가장 오래된 의학 사전
그리스	(　　③　　)(B.C. 460~377) ㉠ 환경요인(공기, 물, 장소 등)과 질병의 관련성을 최초로 제기 ㉡ 풍토병과 유행병에 관한 이론적 근거를 제공 ㉢ 저서『Epidemics Ⅰ』: 말라리아 열, 눈의 염증 등의 질환에 대해 기록 　　저서『Epidemics Ⅱ』: 중증인후염의 합병증 등에 관하여 기록 ㉣ (　　④　　) ㉤ 4체액설

answer ① 메소포타미아 / ② 이집트 / ③ Hippocrates(B.C. 460~377) / ④ 장기설

로마	(⑤)(A.D. 130~201)
	㉠ 히포크라테스의 장기설을 계승하여 발전시킴
	㉡ '(⑥)'이라는 용어를 처음으로 사용

answer ⑤ Galen(130~201) / ⑥ 위생학(Hygiene)

② 중세기(A.D. 501 ~ 1500) : 암흑기, 종교적 사상 대두시기

6~7세기경	회교도 (①)로 인한 (②) 대유행
13세기경	십자군운동으로 인해 (③) 발생
14세기경 ★★★	(④)의 유럽정벌로 인해 (⑤) 발생
	㉠ 페스트로 전 유럽인구의 1/4인 2,500만 명이 사망하였다.
	㉡ (⑥) 년 프랑스 마르세유에서는 검역법에 의해 최초로 검역소를 설치하였다.
15~16세기경	매독과 결핵 유행

answer ① 성지순례 / ② 콜레라 / ③ 한센병 / ④ 칭기즈칸 / ⑤ 페스트 / ⑥ 1383

③ 여명기(1500 ~ 1850) : 근세기, 요람기, 공중보건사상

㉠ 중상주의(1500 ~ 1750) : 르네상스 시대

①	근대 해부학의 창시자
세계 최초의 국세조사	스웨덴 1749년(정태조사), 1686년(동태조사)
②★	영국의 의사로 장기설(오염된 공기가 질병의 원인)을 여전히 주장, 말라리아 치료 시 키니네 사용을 대중화함
③★	직업병에 관한 저서, 산업보건의 시조
④★	현미경 발견

answer ① Vesalius(1514~1564) / ②Thomas Sydenham(1624~1689) / ③ Ramazzini(1633~1714)
④ Leeuwenhoek(1632~1723)

㉡ 계몽주의(1760 ~ 1820) : 산업혁명시대

①	『생정통계』, 『군대의학』, 『성병 및 질병의 유행과 감염병』, 『완전한 의사 경찰체계』
②★	근대 인도주의적 정신의료 창시자
③★★	우두접종법 개발(1798)
④★	『열병보고서』, 『영국 노동자의 발병상태보고서』에 의해 최초의 공중보건법 탄생 계기
⑤	세계 최초의 공중보건법 제정 공포

answer ① Frank(1745~1821) / ② Pinel(1745~1826) / ③ Jenner(1749~1823) / ④ E. Chadwick(1800~1890)
⑤ 1848년

④ 확립기(1850 ~ 1900) : 근대기, 예방의학적 사상

①★★	콜레라에 대한 역학 조사
②★★★	세계 최초의 질병보험법(1883), 노동재해보험법(1884), 노령 · 폐질 · 유족연금보험법(1889)
③★	위생학 교실(1866), 실험위생학의 확립
④★★	• (　⑤　)의 창시자(시조) • 장기설의 폐기 처분 • 닭콜레라 백신 · 돼지단독 백신 · 광견병백신 발견 • 저온소독법 개발
⑥	세균학과 면역학의 기초를 확립하여 그동안 지속된 장기설의 자취를 감추게 하였다. 방부법을 창시하고, 석탄산 살균법과 고온 멸균법을 개발하였다. → 무균 수술, 소독제 발달
⑦★★	• (　⑧　) 의 아버지 • 결핵균, 콜레라균, 파상풍균, 연쇄상구균, 탄저균 발견
⑨	1862년 리버풀에서 방문간호를 시작함으로써 오늘날 보건소제도의 효시가 됨
⑩	최초 콜레라 백신 개발

answer ① John Snow(1813~1858, 영국) / ② Bismarck(1815~1898, 독일) / ③ Max von Pettenkofer(1818~1901, 독일) / ④ Pasteur(1823~1895) / ⑤ 현대의학 / ⑥ J. Lister(1827~1912, 영국) / ⑦ R. Koch(1843~1910) / ⑧ 근대의학 / ⑨ W. Rathbone★★ / ⑩ Haffkine(1860~1930, 프랑스)

⑤ 발전기(20세기 초 이후) : 현대기, 지역사회보건학 사상, 탈미생물시대

①	영국 세계 최초 보건부를 설치하여 보건행정의 기틀 마련
②★	세계보건기구(WHO) 창립, 세계보건의 날 제정
1972	국제인간환경회의(스웨덴)를 열어 하나뿐인 지구보전을 위한 환경선언
③	카자흐스탄의 Alma-Ata 회의에서 1차 보건의료, 건강권 주창
④	캐나다 오타와 회의 : 건강증진에 새로운 건강개념 태동

answer ① 1919년 / ② 1948년 4월 7일 / ③ 1978년 / ④ 1986년

(2) 우리나라의 역사

① 삼국시대 이전 : 마늘과 쑥 등 약초이름이 등장

② 삼국시대

고구려	백제	신라
㉠ (　①　) : 어의★ ㉡ 고구려노사방	㉠ 약부(일종의 의료 기관) → 약제 조달 ㉡ 의박사(교수) ㉢ (　②　) : 약재 채취 전문가 ㉣ (　③　) : 기도로써 질병을 치료하던 의원 ㉤ 백제 신집방	㉠ 승의 ㉡ 김무약방

answer ① 시의 / ② 채약사 / ③ 주금사

③ 통일신라시대

①	의료행정을 담당, 약전에는 공봉의사가 직접 의료에 종사하였음
②	왕실의 질병을 진료하는 시의
③	공봉의사와 마찬가지로 약전에 소속되어 금주로써 질병을 예방하는 무주술사
④	어떤 의료기관에 소속된 직명이 아니고 당시의 명의를 일컫는 용어
의관	약전에 소속된 의사인지 공봉의사 전체를 총칭하는 것인지 불분명

answer ① 약전 / ② 내공봉의사 / ③ 공봉복사 / ④ 국의 및 승의

④ 고려시대(936~1392)★★★

①	고려의 대표적인 중앙의료기관으로 의약과 치료의 일을 담당한 의약관청
②	빈민구제와 질병치료사업 담당
③	궁내 어약담당, 국왕을 비롯한 궁중의 질병을 치료
④	서민 의료담당
⑤	수도 개성의 동쪽과 서쪽지역에 각각 설치된 국립구료기관
⑥	중앙과 지방 각지에 설치되어 백성의 질병치료를 담당

answer ① 태의감 / ② 제위보 / ③ 상약국 / ④ 혜민국 / ⑤ 동서대비원 / ⑥ 약점

⑤ 조선시대

㉠ 의료제도와 기관★★★

①	예조에 속한 의약을 담당하는 기관
②	왕실의료를 담당, 15세기 중엽 이후에는 조선에서 규모가 가장 크고 가장 급이 높은 의료기관이었으며 갑오개혁 이후에도 존속
③	왕실의 의약과 일반 의료행정을 담당하였고, 의원을 선발하는 과거시험인 잡과를 관할함
④	혜민국을 1466년 개칭한 것으로, 일반 의약과 서민의 치료를 담당
⑤	감염병환자 담당기관
⑥	지방에 조직된 의료기관들을 통일적으로 관할할 목적에서 조직된 중앙의료기관으로 향약의 수납과 병자의 구치를 담당
⑦	지방의료기관으로 각 지방에서의 향약 채취를 담당
⑧	종기 등의 외부질환의 치료를 담당

answer ① 전형서 / ② 내의원 / ③ 전의감 / ④ 혜민서 / ⑤ 활인서 / ⑥ 제생원 / ⑦ 심약 / ⑧ 치종청

ⓛ 조선 말기 서양의학의 유입

실학파의 활동	이익의 「성호사설」, 박지원의 「열하일기」, 정약용의 「마과회동」
개화파의 활동	지석영의 「우두신설」, 김옥균의 「치도약론」, 유길준의 「서유견문」
선교사 활동	선교활동의 일환으로 1885년에 광혜원이 설립되었으며, 그 해 광혜원이 제중원으로 개칭
갑오개혁	내부에 (①)(최초의 근대보건행정기구)이 설치

⑥ 일제 강점시대(1910 ～ 1945)★

　ㄱ 중앙 : (②)국 (③)과를 설치

　ㄴ 강력한 경찰위생제도 실시

⑦ 미군정 및 과도정부시대(1945 ～ 1948) : 1945년 (④) → 같은 해 (⑤)으로 승격 → 1946년 (⑥)로 승격시키면서 (⑦)행정 실시

⑧ 대한민국 정부수립 이후(1948. 8 · 15 이후)★★★

1948	보건후생부를 폐지하고 (⑧)로 개편
1949	사회부 보건국을 (⑨)로 독립
⑩	보건부와 사회부를 통합하여 보건사회부로 개칭
1995	보건사회부를 (⑪)로 개편
2008	보건복지가족부(3실, 4국)
2010	보건복지부 직제 개편
2021	보건복지부 현재 직제(4실 6국)

answer ① 위생국 / ② 경찰 / ③ 위생 / ④ 위생국 / ⑤ 보건후생국 / ⑥ 보건후생부 / ⑦ 광역 / ⑧ 사회부 / ⑨ 보건부 / ⑩ 1955년 / ⑪ 보건복지부

<일차 보건의료와 건강증진 비교>

	일차 보건의료	건강증진
배경 국제회의	①	②
관련 국내법	③	④
핵심 개념	⑤	⑥
기본원칙 및 기본정책 ★★★	• 실제적이고 과학적으로 건전하며 사회적으로 수용 가능한 방법과 기술에 근거하여 (⑦) • 지역주민들의 적극적인 참여 하에 • (⑧) • 주민과 가장 가까운 위치에서 지속적으로 실시되는 필수적인 건강관리사업	• (⑨) • (⑩) • 지역사회 활동 강화 • (⑪) • 보건의료사업의 방향 재설정
접근원칙과 3대 원칙 ★★★	일차 보건의료의 접근법(WHO의 4A) • (⑫) : 지역주민이 원할 때는 언제나 서비스 제공이 가능해야 함 • (⑬) : 지역사회의 적극적 참여를 통해서 이루어져야 함 • (⑭) : 지역사회가 쉽게 받아들일 수 있는 방법으로 제공되어야 함 • (⑮) : 지역사회 구성원의 지불능력에 맞는 보건의료수가로 제공되어야 함	건강증진의 3대 원칙 • (⑯) : 건강한 보건정책을 수립하도록 강력히 촉구하는 것 • (⑰) : 본인과 가족의 건강을 유지할 수 있게 하는 것을 그들의 원리로써 인정하며, 이들이 스스로의 건강관리에 적극 참여하여 자신들의 행동에 책임을 느끼게 하는 것 • (⑱) : 모든 사람들이 건강을 위한 발전을 계속하도록 건강에 영향을 미치는 경제, 언론, 학교 등 모든 관련 분야의 전문가들이 협조하는 것
필수사업	• 현존 건강문제의 예방과 관리에 대한 보건교육 • 가족계획을 포함한 모자보건 • 식량 공급 및 영양 • 음료수 공급 및 위생 • 풍토병 예방 및 관리 • 그 지역의 주된 감염병의 예방접종 • 통상질환과 상해의 적절한 관리 • 정신보건 증진 • 기초약품 제공 • 심신장애자의 사회의학적 재활	

answer ① 구소련 알마아타 회의(1978) / ② 캐나다 오타와회의(1986) / ③ 1980. 농어촌등보건의료를 위한 특별조치법 / ④ 1995. 국민건강증진법 / ⑤ 건강권 / ⑥ 생활양식의 변화와 보건교육 / ⑦ 지역사회가 받아들일 수 있는 방법으로 / ⑧ 그들의 지불능력에 맞게 / ⑨ 건강에 이로운 공공정책 수립 / ⑩ 건강지향적 환경 조성 / ⑪ 개개인의 기술 개발 / ⑫ 접근성(Accessible) / ⑬ 주민참여(Available) / ⑭ 수용가능성(Acceptable) / ⑮ 지불부담능력(Affordable) / ⑯ 옹호 / ⑰ 역량강화 / ⑱ 연합

(1) 보건의료

1차 건강문제 →
(①)(PHC, Primary Health Care) : 예방적 보건의료사업

- 1978년, Alma-Ata회의 1차 보건의료 : 예방접종, 식수위생관리, 모자보건, 보건교육, 풍토병관리, 경미한 질병치료, 영양개선
- 주민의 적극적인 참여와 지역사회개발정책의 일환으로 말단부락이 핵심

2차 건강문제 →
(②)(SHC, Secondary Health Care) : 치료 및 환자관리사업

- 응급처치질병, 급성질환, 입원환자관리 등 전문병원의 활동요구
- 임상전문의와 간호사 등 의료인력의 역할 강조

3차 건강문제 →
(③)(THC, Tertiary Health Care) : 재활 및 만성질환사업

- 회복기환자, 재활환자, 노인간호, 만성질환 관리
- 노령화사회, 노인성질병관리

answer ① 1차 보건의료 / ② 2차 보건의료 / ③ 3차 보건의료

(2) Tannahill(1985)의 건강증진 7차원★

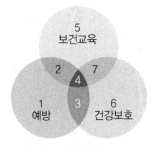

1. 예방영역
2. 예방적 보건교육 영역
3. 예방적 건강보호 영역
4. 예방적 건강보호를 위한 보건교육
5. 적극적 보건교육 영역
6. 적극적 건강보호 영역
7. 적극적 건강보호를 위한 보건교육 영역

<타나힐의 건강증진모형>

출처 : 최연희 등(2016), 지역사회간호학

(3) 건강증진사업의 발전과정

①	라론드(Maro Lalonde, 캐나다 보건복지부장관) 보고서	건강증진 4가지 요소 : 환경, 생활방식, 인간생물학, 보건의료체계 중 생활방식이 건강에 미치는 영향 50% 이상 차지
②	WHO 알마아타 선언	치료 중심에서 예방 강조의 1차 보건의료를 강조
③	제1차 건강증진국제회의 (캐나다 오타와)	오타와 헌장의 5가지 실행전략★★★ • 건강에 좋은 공공정책의 확립 • 건강지향적 환경조성 • 지역사회 활동의 강화 • 건강증진에 대한 개인의 기술개발 • 보건의료사업의 방향 재설정
1988	제2차 건강증진국제회의 (호주 애들레이드)	① 건강증진을 위한 건전한 공공정책을 강조★ ② 우선순위 　1. 여성건강의 개선 　2. 식량과 영양 　3. 담배와 알코올 　4. 지원적 환경
1991	제3차 건강증진국제회의 (스웨덴 Sundsvall)	자원환경조성의 중요성
1997	제4차 건강증진국제회의 (인도네시아 자카르타)	건강증진을 보건의료 개발에 중점, 공공 및 민간부문의 동반자 관계 강조
2000	제5차 건강증진국제회의 (멕시코 멕시코시티)	형평성 제고를 위한 계층 간 격차 해소
2005	제6차 건강증진국제회의 (태국 방콕)	실천을 위한 정책과 파트너십, '건강 결정요소'가 회의 주요 주제
2009	제7차 건강증진국제회의 (케냐 나이로비)	수행역량 격차해소를 통한 건강증진과 개발★
2013	제8차 건강증진국제회의 (핀란드 헬싱키)	국가 수준에서 건강을 위한 다부문적 활동과 모든 정책에서의 건강 접근방법의 시행을 강조
2016	제9차 건강증진국제회의 (중국 상하이)	지속가능한 개발 목표(SDGs) 달성을 위한 보건영역의 역할에 대해 논의 강조

answer ① 1974 / ② 1978 / ③ 1986

(4) 제5차 국민건강증진종합계획(HP 2030)★★★

① 비전 : 모든 사람이 평생 건강을 누리는 사회

② 총괄목표★ : (①), 건강형평성 제고

③ 기본원칙

> ⊙ 국가와 지역사회의 모든 정책 수립에 건강을 우선적으로 반영한다.
> ⓒ 보편적인 건강수준의 향상과 건강형평성 제고를 함께 추진한다.
> ⓒ 모든 생애과정과 생활터에 적용한다.
> ② 건강친화적인 환경을 구축한다.
> ⑩ 누구나 참여하여 함께 만들고 누릴 수 있도록 한다.
> ⑭ 관련된 모든 부문이 연계하고 협력한다.

분과	건강생활 실천★	정신건강 관리	비감염성 질환 예방관리	감염 및 환경성 질환 예방관리	인구집단별 건강관리	건강친화적 환경구축★
중점 과제	• 금연 • 절주 • 영양 • 신체활동 • (②)	• 자살예방 • 치매 • 중독 • 지역사회 정신건강	• (③) • 심뇌혈관 질환 • 비만 • 손상	• 감염병 예방 및 관리 • 감염병 위기 대비 대응 • 기후변화성 질환	• (④) • 청소년(학생) • (⑤) • 노인 • 장애인 • 근로자 • (⑥)	• 건강친화적 법제도 개선 • 건강정보 이해력 제고 • 혁신적 정보 기술의 적용 • 재원 마련 및 운용 • 지역사회 자원 (인력, 시설) 확충 및 거버넌스 구축

answer ① 건강수명의 연장 / ② 구강건강 / ③ 암 / ④ 영유아 / ⑤ 여성 / ⑥ 군인

중점과제	10년 후 달라지는 모습(대표 지표)
암관리	성인(20~74세) 암 (①)(남성, 여성)
심뇌혈관질환	성인(남성, 여성) 고혈압 (②), 성인(남성, 여성) 당뇨병 유병률, 급성 심근경색증 환자의 발병 후 (③)시간 미만 응급실 도착 비율
감염병예방 및 관리	신고 결핵 신환자율(인구 10만명당)
정신보건	자살사망률(인구 10만명당), 여성 자살사망률(인구 10만명당), 남성 자살사망률(인구 10만명당)
치매	치매안심센터의 치매환자 등록 · 관리율(전국 평균)
중독	(④)사용장애 정신건강 서비스 이용률
지역사회 정신건강	정신건강 서비스이용률

answer ① 발생률 / ② 유병률 / ③ 3 / ④ 알코올

구강보건	영구치(12세 이상) 우식경험률(연령 표준화)
금연	성인(남성, 여성) 현재흡연율(연령 표준화)
절주	성인(남성, 여성) 고위험 음주율(연령 표준화)
신체활동	성인(남성, 여성) 유산소 신체활동 실천율(연령 표준화)
영양	식품 안전성 확보 가구분율
영유아건강	(⑤)(출생아 1천명당)
청소년	고등학교 남학생, 여학생 현재흡연율
여성	(⑥)(출생아 10만명당)
노인	노인(남성, 여성)의 (⑦) 건강인지율
장애인	성인 장애인 건강검진 수검률
근로자	연간 평균 노동시간
군인	군 장병 흡연율
비만	성인(남성, 여성) 비만 유병률(연령 표준화)
건강정보 이해력 제고	성인(남성, 여성) 적절한 건강정보이해능력 수준
감염병위기 대비대응	(⑧) 완전접종률
기후변화성 질환	기후보건영향평가 평가체계 구축 및 운영
손상예방	손상사망률(인구 10만명당)

answer ⑤ 영아사망률 / ⑥ 모성사망비 / ⑦ 주관적 / ⑧ MMR

(5) 횡이론적 변화단계이론(The Transtheoretical Model and Stages of Change, TTM)

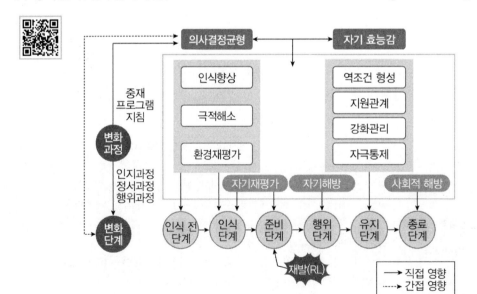

① 1970년 프로체스카에 의해 개발되었으며, 사람들이 어떻게 문제행위를 수정하는 지 또는 어떻게 긍정적인 행위를 습득하는 지를 서술하는 모형

② 변화의 5단계

1단계 (①, 계획 전 단계)	㉠ 앞으로 (②)개월 이내에 행동변화의 의지가 없는 상태 ㉡ 교육전략: 문제의 (③)을 일깨워주는 교육과 홍보가 중요
2단계 (④, 계획단계)	㉠ 앞으로 (⑤)개월 이내에 행동변화의 의지가 있는 단계로 문제의 장·단점과 해결책의 장·단점을 고려하기 시작 ㉡ 교육전략 : 구체적인 계획을 세울 수 있도록 (⑥) 부분을 강조한다.
3단계 (⑦)	㉠ 앞으로 (⑧)개월 내에 행동변화의 의지를 가지고 있으며 적극적으로 행동변화를 계획하는 단계 ㉡ 교육전략: 예 금연서약서 쓰기
4단계 (행동단계)	㉠ 지난 (⑨)개월 내의 자신의 생활양식에 수정을 한 경우로 실행에 옮기는 단계이다. ㉡ 교육전략 : 예 금연실행, 흡연유혹을 위한 전략, 용기를 북돋워 주기, 금연성과에 대해 보상, 실패를 막을 수 있는 방법을 가르쳐 주기
5단계 (유지단계)	㉠ 새로운 습관이 (⑩)개월 이상 지속되는 단계이다. ㉡ 교육전략 : 예 금연상태 유지, 자아존중감 기르기, 내부의 적 극복하기, 협조자 만들기, 긍정적인 강화를 함

answer ① 인식전 단계 / ② 6 / ③ 심각성 / ④ 인식단계 / ⑤ 6 / ⑥ 긍정적인 / ⑦ 준비단계 / ⑧ 1 / ⑨ 6 / ⑩ 6

③ 변화과정

인지과정	①	높은 수준의 의식과 관련된 정확한 정보를 찾는 과정
	②	문제행위의 결과에 대한 감정을 경험하고 느끼는 것
	③	계획단계에서 준비단계로 이동할 때 사용하는 것
	④	사회 내에서 생활방식에 대한 개인의 인식
	⑤	흡연이 환경에 미치는 영향을 재평가하는 것
행위과정	⑥	타인과의 행동에 대한 지지관계를 형성하는 것
	⑦	행동을 유발시키는 자극이나 상황을 조정하는 행동
	⑧	예 만약 내가 안전한 성행위를 한다면 다른 사람으로부터 칭찬을 받을 것을 기대할 수 있다
	⑨	문제행위를 보다 긍정적 행위나 경험으로 대치
	⑩	변화할 수 있다고 믿고 결심하고, 이를 주위에 알리는 것

answer ① 의식고양 / ② 극적전환 / ③ 자기 재평가 / ④ 사회적 해방 / ⑤ 환경 재평가 / ⑥ 조력관계 / ⑦ 자극통제 / ⑧ 강화관리
⑨ 역조건 형성 / ⑩ 자기 해방

(6) 건강신념 모형(HBM)

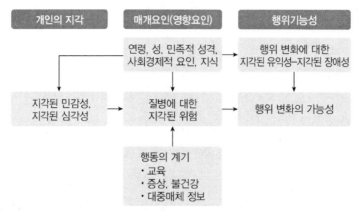

개인의 지각	①	자신이 어떤 질병에 걸릴 위험이 있다고 지각하는 것
	②	질병에 걸렸을 경우나 치료를 하지 않았을 때 어느 정도 심각하게 될 것인가에 대한 지각
조정요인	인구학적 변수	연령, 성별, 인종 등
	사회심리적 변수	성격, 사회적 지위, 동료의 압력
	구조적 변수	질병에 대한 지식, 과거의 질병경험
	③	의사결정을 하는 데 필요한 자극
행위 가능성	④	특정한 건강행위를 하려고 할 때 그 건강행위를 하지 못하도록 하는 것
	⑤	특정행위를 함으로써 얻을 수 있는 혜택과 이익에 대한 지각

answer ① 지각된 민감성 / ②지각된 심각성 / ③ 행동의 계기 / ④ 지각된 장애성 / ⑤ 지각된 유익성

(7) Pender의 건강증진 모형(HPM)

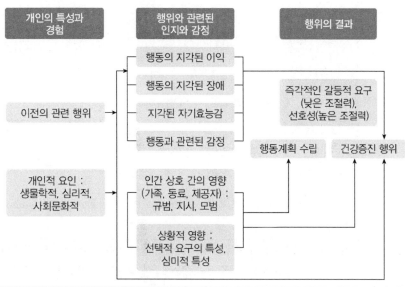

개인의 특성과 경험	이전의 관련 행위	현재의 건강증진 행위에 직접 또는 간접적으로 영향을 미쳐 주의를 기울이지 않고도 자동적으로 특정 행위를 습관화하게 됨
	개인적 요인	① 생물학적 요인 ② 심리적 요인 ③ 사회문화적 요인
행위와 관련된 인지와 감정	①	① 내적인 이익 : 피로감의 감소, 각성수준의 증가 ② 외적인 이익 : 경제적 보상, 사회적 상호작용의 증가 ③ 처음에는 외적인 이익이 높은 동기적 의미를 지니지만 건강행위를 지속시키도록 동기화시키는 데는 내적 이익이 더 강력 함
	②	이용하기 불가능함, 불편함, 값이 비쌈, 어려움, 시간소요가 많음, 만족감의 감소
	③	수행을 확실하게 성취할 수 있는 개인의 능력에 대한 판단
	행동과 관련된 감정	행위를 시작하기 전, 하는 동안, 후에 일어나는 주관적 느낌
	인간 상호 간의 영향	다른 사람의 태도, 신념, 행위를 인지하는 것
	상황적 영향	상황에 대한 개인의 지각과 인지
행위의 결과		행동계획 수립
		④
		건강증진 행위

answer ① 행동의 지각된 이익 / ② 행동의 지각된 장애 / ③ 지각된 자기효능감 / ④ 즉각적 갈등적 요구와 선호

(8) Green의 PRECEDE-PROCEED 모형

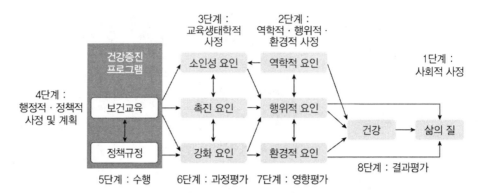

출처 : Green, L. W. & Kreuter, M. W.(2005). Health program planning

1 단계	①	지역사회 주민을 대상으로 삶의 질에 영향을 미치는 사회적 문제를 사정
2 단계	②	① 1단계에서 규명된 건강문제들에 대하여 순위를 매겨 부족한 자원을 사용할 가치가 가장 큰 건강문제를 규명 ② 건강문제의 원인이 되는 행위, 환경을 규명
3 단계	③	① 성향(소인) 요인 : 행위를 하기에 앞서 내재된 요인 예 지식, 태도, 신념가치, 자기효능, 의도 등 ② 촉진(가능) 요인 : 건강행위 수행을 가능하게 도와주는 요인 예 보건의료 및 지역사회자원의 이용가능성, 접근성, 시간적 여유 제공성, 개인의 기술, 개인의 자원, 지역사회 자원 등 ③ 강화요인 : 사회적 유익성, 신체적 유익성, 대리보상, 사회적 지지, 친구의 영향, 충고, 보건의료제공자에 의한 긍정적 또는 부적정 반응
4 단계	④	프로그램 및 시행과 관련되는 조직적 · 행정적 능력과 자원을 검토하고 평가
5 단계	시행	
6 단계	평가	① (⑤) : 프로그램이 계획대로 시행되었는가를 평가 ② (⑥) : 프로그램의 투입으로 인한 결과를 평가 ③ (⑦) : 프로그램의 수행결과로 나타난 결과인 삶의 질을 측정

answer ① 사회적 사정 / ② 역학적, 행위적, 환경적 사정 / ③ 교육적, 생태학적 사정 / ④ 행정적, 정책적 사정
⑤ 과정평가 / ⑥ 영향평가 / ⑦ 결과평가

PART
02

역학

02 역학

Theme 01 **역학의 개념**

(1) 역학(epidemiology)의 어원

① Epi(upon, ~에 대한) + Demio(people, 사람들) + Logy(science, 학문)
② Epidemic : 기원전 3세기경 히포크라테스의 저서명

(2) 역학의 정의

① 인구집단을 대상으로(역학의 대상은 환자는 물론 지역사회의 모든 주민, 즉 건강인도 포함)
② 이들에게서 발생하는 생리적 상태 및 이상 상태에 대해
③ 빈도와 분포를 기술하고
④ 이들 빈도와 분포를 결정하는 요인들을 원인적 연관성 여부를 근거로 밝혀냄으로써
⑤ 효율적 예방법을 개발하는 학문이다.

(3) 원인적 연관성을 확정짓기 위한 9가지 조건

①★	요인에 대한 노출은 항상 질병발생에 앞서 있어야 함
②	요인과 결과 간의 연관성 강도가 클수록 인과관계일 가능성이 높다는 증거가 된다.
③	요인과 결과 간의 연관성이 관찰대상 집단과 연구방법, 그리고 연구시점이 다를 때도 비슷한 정도로 존재하는 경우
④★★	어떤 질병이 여러 요인과 연관성을 보이지 않고 특정 요인과 연관성이 보일 경우
⑤	요인에 대한 노출의 정도가 커지거나 작아질 때 질병발생 위험도 이에 따라 더 커지거나 더 작아지는 경우
생물학적 설명 가능성	역학적으로 관찰된 두 변수 사이의 연관성을 분자생물학적 기전으로 설명 가능한 경우
기존 학설과 일치	추정된 위험요인이 기존 지식이나 소견과 일치하는 경우
⑥	실험을 통해 요인에 노출할 때 질병발생이 확인되거나 요인 제거로 질병발생이 감소하는 경우
기존의 다른 인과관계와의 유사성	임신 초기 풍진감염이 태아 선천기형의 원인이 된다는 인과관계가 밝혀져 있는데, 유사한 종류의 바이러스에 노출된 임산부에서 선천성 기형을 가진 아이가 태어날 위험이 컸다면 인과적 연관성을 가질 것이라고 추론

answer ① 시간적 선후관계 / ② 연관성의 강도 / ③ 연관성의 일관성 / ④ 연관성의 특이성 / ⑤ 양-반응관계 / ⑥ 실험적 입증

(4) 역학의 역할★★★

① 기술적 역할
② 원인규명의 역할
③ 연구전략 개발의 역할
④ 질병 및 유행발생의 감시 역할
⑤ 보건사업 평가의 역할

(5) 역학의 목적

① 질병의 원인 파악 및 지속적인 관리
② 질병의 자연사에 대한 지식 습득
③ 질병 예방프로그램의 계획 및 개발
④ 질병으로 인한 경제적인 영향 평가

(6) 역학적 변천 3단계(옴란)

1단계 : (①)	① 농업과 수공업이 중심산업인 시대 ② 결핵, 소화기계 감염병(콜레라) 등의 감염병이 주로 발생 ③ 사망률과 출생률이 모두 높음 ④ 사고는 주로 가정에서 발생
2단계 : (②)	① 산업화가 시작되어 제조업 중심으로 변화한 시기 ② 감염병은 감소하였으나 결핵과 기생충질환 등은 계속 중요한 감염병에 속함 ③ 사망률은 낮아졌지만 출생률이 여전히 높아서 인구는 급격히 증가 ④ 사고는 주로 산업장에서 발생
3단계 : (③)	① 암, 심장병, 뇌혈관질환, 당뇨병, 고혈압 등의 만성 퇴행성질환이 중요 보건문제로 부각 ② 산업재해와 직업병뿐만 아니라 환경오염도 중요한 문제로 대두 ③ 사망률은 더욱 낮아졌고, 출생률도 낮아짐

answer ① 질병과 기근의 시대 / ② 대유행의 감소시대 / ③ 만성퇴행성 질환의 시대

역학적 변천 3단계	
4단계 : 자만의 시대(지연된 퇴행성질환의 시대)	① 역학적 변천 개념이 건강 변천 개념으로 확장 ② 생활습관으로 인한 만성 퇴행성질환이 주요 질병이며, 일부 감염병은 오히려 증 가하는 경우도 있음 ③ 후천성면역결핍증은 성 관련 행태의 변화에 기인한 대표적인 질병임
5단계 : 신종 감염 및 기생충질환의 출현과 기존 감염병의 재출현 시대	결핵 등의 감염병과 기생충질환이 다시 증가하고, 크로이츠펠트야콥병, 중증급성 호흡기증후군, 동물인플루엔자, 신종인플루엔자, 중동호흡기증후군, 에볼라열, 지카바이러스 등의 새로운 감염병이 출현

우리나라의 경우

1940~50년대	'역질과 기근의 시대'
1960년대	'범유행 감축의 시대'
1970년대	'만성퇴행성질환의 시대'
1990년대	중반부터 '지연된 퇴행성질환의 시대'에 진입한 뒤 '새로운 감염병의 등장시대'가 함께 상존하는 시기

서구사회의 경우 범유행의 감축 시대를 경과하는 데 100~200여 년이 소요되어 '고전형 국가'에 해당하는데 우리나라의 경우 이 경과 기간이 30~40년으로 변환이 빠르게 진행된 '가속형 국가'에 속한다.

Theme 02 **역학의 연구방법**

(1) 역학의 조사단계★

1)	①	임상소견, 발생수, 필요한 검사물을 채취하여 진단을 확인한다.
2)	②	유행이란 어떠한 지역사회에서 비슷한 성격을 가진 질병균이 통상적으로 기대했던 이상의 빈도로 발생하는 상태를 말하며, 통상적으로 기대했던 빈도란 수년 동안의 평균발생수를 말한다.
3)	③	① 발생 일시를 확인 ② 유행지역의 분포 확인 ③ 환자의 인적특성을 확인

answer ① 진단의 확인 / ② 유행의 확인 / ③ 유행의 특성 기술

가설 설정 방법		
4) ④	⑤	조사하는 현상의 2개 혹은 그 이상의 예에서 어떤 단일 상황이 공통적으로 존재할 때 이 상황이 원인일 수 있다는 법칙
	⑥	연구대상 사건이 발생한 집단과 발생하지 않은 집단을 비교할 때 모든 상황은 공통적으로 존재하고 한 가지 상황만 다를 때 그 한 가지 상황을 그 발생사건의 원인이라고 추정하는 방법
	⑦	어떤 사상이 다른 사상의 변동에 따라 변화할 때 이들은 서로 연관관계를 가지고 있을 가능성이 있다는 가정의 법칙
	⑧	원인이 알려지지 않은 어떤 질병의 자연사와 그 질병의 병리학적 소견, 그리고 역학적 특성의 원인이 이미 알려진 질병과 비슷할 때에는 이 질병의 원인도 잘 알려진 질병의 원인과 비슷할 것이라는 법칙

5) ⑨
6) 관리대책 수립
7) 보고서 작성

answer ④ 가설 설정 / ⑤ 공통성의 법칙 / ⑥ 차이성의 법칙 / ⑦ 동시변화성의 법칙 / ⑧ 동류성의 법칙 / ⑨ 가설의 검증 및 지지 여부 검증

(2) 조사방법에 따른 분류★★

관찰적인 방법	• 조사대상에 실험적 처리나 자극을 가하지 않고 자연상태 그대로 관찰하여 기술하고 비교 · 평가하는 조사 • 기술 역학, 분석 역학 등
실험적인 방법	• 인간집단을 대상으로 하는 제한된 실험에 의한 조사 • 임상 실험과 지역사회 실험 등

(3) 기술 역학★★★

개념	건강과 건강관련 상황이 발생했을 때 있는 그대로의 상황을 기술하는 것	
인적 변수 (생물학적 변수)	연령, 성별, 인종, 종교, 사회계층, 직업, 결혼상태, 사회경제적 수준, 기타	
지역적 변수 ★★★	①	일부지역에 특수하게 발생하는 경우
	②	한 국가에서 전반적으로 질병이 발생하는 경우
	③	전 세계적으로 발생하거나 유행하는 경우
	④	지역에 상관없이 산발적으로 질병이 발생하는 경우 **예** 렙토스피라

answer ① 지방성(풍토병적, 토착성(endemic)) / ② 유행성 또는 전국적 유행(epidemic)
③ 범유행성(범발성, pandemic) / ④ 산발적(sporadic)

시간적 변수 ★★	⑤	어떤 질병이 수십 년 관찰 시 증가 및 감소의 경향을 보이는 것 **예** 장티푸스(30~40년 주기), 디프테리아(10~24년 주기), 인플루엔자(약 30년 주기)
	⑥ ★★★	질병발병 양상이 수 년(2~4년) 간격을 두고 변하는 것으로 이러한 현상이 발생하는 이유는 집단면역 수준이 떨어지기 때문임 **예** 유행성 독감(3~6년), 백일해(2~4년), 홍역(2~3년), 폐렴(3~4년), 유행성 일본뇌염(3~4년)
	⑦	질병분포가 1년을 주기로 특히 많이 발생하는 달이나 계절이 있는 경우
	⑧	시간별, 날짜별, 주일별로 변하는 것
	⑨ ★★★	외래 감염병이 국내 침입 시 돌발적이고 다발적으로 유행하는 경우로 콜레라, 페스트 등이 이에 속함

answer ① 지방성(풍토병적, 토착성(endemic)) / ② 유행성 또는 전국적 유행(epidemic) / ③ 범유행성(범발성, pandemic) / ④ 산발적(sporadic) / ⑤ 추세변화(장기변화) / ⑥ 순환변화(주기변화) / ⑦ 계절적 변화 / ⑧ 돌연유행(단기변화) / ⑨ 불규칙변화(돌발유행)

- 집단면역 수준(%)★ = $\dfrac{\text{저항성(혹은 면역)이 있는 사람 수}}{\text{총 인구수}} \times 100$
- 한계밀도 : 전염병이 유행하지 않을 수 있는 최소집단면역 수준

기초감염 재생산수와 감염 재생산수★

(1) 기초감염 재생산수(R_0) : 모든 인구가 감수성이 있다고 가정할 때 감염성있는 환자가 감염가능 기간 동안 직접 감염시키는 평균 인원수

(2) 감염 재생산수(R) : 한 인구집단 내에서 특정 개인으로부터 다른 개인으로 질병이 확대되어 나가는 잠재력
　① R < 1 : 질병의 유행이 일어나지 않고 사라지게 된다.
　② R = 1 : 풍토병이 된다. (지역사회에 일정 수 유지)
　③ R > 1 : 질병의 유행이 일어난다.

(3) 유행방지를 위한 면역인구 = {1 − (1/n)} × 100n = 기초감염 재생산수

⑷ 분석 역학

개념★★	기술 역학의 결과를 근거로 질병 발생에 대한 가설을 설정하고 가설이 옳은지 그른지를 가려내는 것

단면조사 연구 ★★★	① 일정한 인구집단을 대상으로 특정한 시점이나 일정한 기간 내에 질병을 조사하고 각 질병과 그 인구집단의 관련성을 보는 방법 ② 시점 조사, 유병률 연구(prevalence study) ③ 장점 및 단점

장점	단점
㉠ 연구결과의 모집단 적용이 가능 ㉡ 시간과 경비가 절감 – 단시간 내 결과 도출 ㉢ 환자 – 대조군 연구보다 편견이 적음 ㉣ 환자 – 대조군 연구보다 자료의 정확도가 높음 ㉤ 동시에 여러 종류의 질병과 요인과의 관련성을 연구 가능	㉠ 시간적 속발성의 정확한 파악 곤란. 즉, 질병과 관련요인과의 선후관계를 규명하기 어려움 ㉡ 표본(인구집단)의 규모가 커야 함 ㉢ 유병률이 낮은 질병에는 수행하기가 어려움 ㉣ 복합요인 중 원인요인만을 찾아내기 어려움

환자–대조군 연구 (= 후향적 조사, 기왕 조사) ★★	① 연구하고자 하는 질병에 이환된 집단(환자군)과 질병이 없는 군(대조군)을 선정하여 질병발생과 관련이 있다고 의심되는 요인들과 질병발생과의 원인관계를 규명하는 연구방법으로 질병발생과 위험요인의 상호관련성은 (①) 산출로 정량화 함 ② 장점 및 단점

장점	단점
㉠ 연구시간이 짧거나 표본인구가 적어도 가능해서 시간, 경비, 노력이 절감됨 ㉡ 의심되는 여러 가설을 동시에 검증할 수 있음 ㉢ 기존자료의 활용이 가능 ㉣ 희귀질병, 잠복기간이 긴 질병, 만성퇴행성질환에 적합 ㉤ 비교적 빠른 시일에 결론 도출 ㉥ 중도탈락의 문제가 없음 ㉦ 피연구자가 새로운 위험에 노출되지 않음	㉠ 기억에 의하므로 편견이 작용 ㉡ 적합한 대조군의 선정이 곤란 ㉢ 인과관계의 질을 확인할 수 없음 ㉣ 모집단이 없는 경우가 대부분이어서 전체인구에의 적용에 문제 즉, 일반화가 어렵다.

코호트 연구 (= 전향적 조사) ★★★	① 연구하고자 하는 질병에 이환되지 않은 건강군을 대상으로 하여 그 질병발생의 요인에 폭로된 집단(폭로군)과 폭로되지 않은 집단(비폭로군) 간의 질병발생률을 비교·분석하는 방법으로 질병발생과 위험요인 간의 상호관련성은 (②) 산출로 정량화 함 ② 코호트란 동일한 경험을 갖고 있는 그룹이라는 뜻 임 ③ 종류

(③) 코호트연구★★★	연구자가 우선 코호트를 구축한 후 추적관찰을 통해 질병발생을 확인하는 과정으로 추적관찰기간이 길고 시간도 많이 소요됨
(④) 코호트 연구★★	위험요인 노출 여부를 과거 기록을 이용하는 경우로 전향적 코호트연구보다 짧은 시간 내 연구를 수행할 수 있음

answer ① OR(Odds Ratio, 교차비 또는 비차비) / ② 위험도 / ③ 전향적 / ④ 후향적

	④ 장점 및 단점	
	장점	단점
코호트 연구 (= 전향적 조사) ★★★	㉠ 질병발생의 위험률, 발병 확률, 시간적 속발성, 상대위험의 양 반응관계를 비교적 정확히 구할 수 있음 ㉡ 편견이 비교적 적으며 신뢰성이 높은 자료를 구할 수 있음 ㉢ 질병의 자연사를 파악할 수 있음 ㉣ 인과관계를 구체적으로 확인 가능 ㉤ 부수적으로 다른 질환과의 관계를 알 수 있음 ㉥ 일반화가 가능	㉠ 시간, 노력, 비용이 많이 요구됨 ㉡ 관찰기간이 길고 대상자가 다수이어야 하므로 발생률이 낮은 질병에의 적용이 곤란 ㉢ 장기간의 추적조사로 탈락자가 많아 정확도에 문제가 발생 ㉣ 연구기간이 길어짐에 따라 연구자의 잦은 변동으로 차질이 발생할 수 있음 ㉤ 진단방법과 기준에 변동이 생길 수 있음 ㉥ 질병분류에 착오가 생길 수 있음

(5) 실험 연구

개념		질병 규명을 실험적인 방법에 의해 입증하고자 하는 연구
종류	임상실험	(①)차 예방효과의 측정 등을 위하여 이용하는 연구방법으로 입원환자를 대상으로 하는 실험
	지역사회 실험	(②)차 예방사업의 효과를 측정하는 실험
실험의 방식	(③)★	실험대상자가 자신이 실험군에 속하는지, 피실험자군에 속하는지를 모르게 한 상태에서 실험을 하는 방법
	(④)★	피실험자는 물론 실험자도 누가 실험군이고 누가 피실험군인지를 모르게 하고 실시하는 실험방법
	삼중 맹검법	제3자인 판정자(통계자) 역시 이러한 정보를 모르게끔 하는 실험방법
장 단점	장점	① 인과관계를 가장 정확히 알 수 있다. ② 연구하고자 하는 요인들이 연구자에 의해 조작이 가능하다. ③ 시간의 속발성에 대한 판단을 할 수 있다.
	단점	① 윤리적 측면에서 불가능한 경우가 많다. ② 비용이 많이 든다. ③ 적절한 표본 수를 특별히 산정해야 한다. ④ 실험결과의 실제 적용에 한계점이 있다.

answer ① 2 / ② 1 / ③ 단일맹검법 / ④ 이중 맹검법

(6) 기타 역학

이론역학 (작전역학)	질병발생 양상에 관한 어떤 모델을 설정하고 그에 따른 수리적 분석을 토대로 질병이 유행하는 법칙을 비교하여 타당성이 있는 상호 관계를 수학적으로 규명하는 학문
작전역학 (응용역학, 평가역학)	인구집단의 대상에서 한 개인환자의 증상과 질병의 양상을 기초로 인구집단이나 지역사회를 조사대상으로 확대·비교하여 역학적 여러 요인을 규명하는 학문으로 Omran에 의해 개발됨
생태학적 역학	시간경과에 따른 발병 빈도의 변화를 비교 연구하는 연구로 가장 많이 수행되는 연구 유형은 한 시점에 여러 인구집단에서 대상 질병의 집단별 발생률과 위험요인에의 노출률 간의 양적 경향성이 있는지를 분석하는 방법

(7) 역학조사 시 발생하는 편견(바이어스)★★★

선택 편견		①	병원환자를 대상으로 연구할 때, 즉 환자-대조군연구에서 발생하는 바이어스
		②	치명적인 질병과 그 요인을 연구하고자 할 때에 고려해야 하는 바이어스이다. 연구 시 병이 심한 사람은 죽고, 심하지 않은 사람만 연구대상이 된다. 이 경우 치명적 질병을 그 대상으로 하는 단면 연구와 후향적 코호트 연구에서 흔히 발생
		③	중도탈락자나 무응답자의 특성이 다른 경우로 이들을 연구에서 제외하면 결과가 달라짐
		④	연구참여 집단으로 선정되는 과정 중에 자발적 참여자가 더 많이 연구참여 집단에 포함된다. 이는 자기선택 바이어스라고도 하며, 모든 연구 설계에서 관찰될 수 있음
	인지 바이어스		위험요인을 가진 사람들은 더 많은 검사를 받고 그렇지 않은 대상자는 진단검사를 자주 받지 않음으로 인해 요인과 질병 간 관련성에 비이어스가 나타나는 현상
정보 편견 ★★		⑤	코호트 연구에서는 추적관찰을 시행하면서 요인에 노출된 대상자를 더욱 철저하게 질병발생을 조사하거나, 요인에 노출되지 않은 대상에 비해 과다하게 자신의 질병을 보고하게 됨으로써 질병발생이 높은 것처럼 관찰될 수 있는 바이어스
		⑥	설문조사 질문내용이 매우 민감한 개인생활을 언급하거나 아주 중대한 문제를 다루는 경우 또는 질문에 혼동하는 경우, 얼버무리는 태도나 거짓말 등에 의해 발생하는 바이어스
		⑦	위험요인에 대해 반복·측정하는 것만으로도 행동에 변화를 유발하여 요인 자체의 변화를 가져와 결과적으로 요인-결과 간 관련성에 영향을 줄 수 있는 바이어스
		⑧	시간의 흐름에 따라 요인을 측정하거나 질병을 진단하고자 할 때 개인적 요인이 변화되거나 진단의 기준 자체가 변화되어 생기는 바이어스
교란편견 ★★★			교란바이어스는 원인변수와 관련성이 있으며 결과변수와는 인과관계에 있는 변수이되, 원인변수와 결과변수 사이의 중간 매개변수는 아닌 변수를 의미

answer ① 버크슨 바이어스 / ② 선택적 생존 바이어스 / ③ 추적 관찰 탈락 바이어스 / ④ 자발적 참여자 바이어스 / ⑤ 확인바이어스
⑥ 측정 바이어스 / ⑦ 호손효과 / ⑧ 시간 바이어스

 Theme 03 질병발생의 빈도 및 위험도 산출

(1) 비율(rate)

발생률 ★★	① 누적발생률 = $\dfrac{\text{일정한 지역에서 특정한 기간 내 새롭게 질병이 발생한 환자 수}}{\text{동일한 기간 내 질병이 발생할 가능성을 지닌 인구 수}}$
	② 평균발생률 = $\dfrac{\text{일정한 지역에서 특정한 기간 내 새롭게 질병이 발생한 환자 수}}{(①)}$
	단, 면역을 가진 사람이 많은 경우 : 중앙인구 - 면역을 가진 사람 수 만성질병의 경우 : 중앙인구 - 기존 환자 수

answer ① 총 관찰인년

유병률	① 기간유병률 = $\dfrac{\text{같은 기간동안에 존재하는 환자 수}}{\text{특정 기간 동안의 중앙인구}} \times 1,000$	
	② 시점유병률 = $\dfrac{\text{같은 시점에서 존재하는 환자 수}}{\text{일정시점의 인구 수}} \times 1,000$	
②	$\dfrac{\text{같은 기간 내에 새로 발생한 환자 수}}{\text{일정기간 발병위험에 폭로된 인구 수}} \times 1,000$ 단, 면역을 가진 사람이 많은 경우 : 폭로된 인구 수 − 면역을 가진 사람 수 만성질병의 경우 : 폭로된 인구 수 − 기존 환자 수	
③	$\dfrac{\text{환자와 접촉으로 인하여 이차적으로 발병한 환자 수}}{\text{환자와 접촉한 사람 수}} \times 1,000$	
④	(그 질병으로 인한 사망자수 / 특정 질병 환자 수) × 1,000	

answer ② 발병률 / ③ 2차 발병률 / ④ 치명률

발생률과 유병률의 관계

$$P(\text{유병률}) = I(\text{발생률}) \times D(\text{이환기간})$$

(2) 비(ratio)

구분	병에 걸린 자	병에 걸리지 않은 자	계
폭로	a	b	a+b
비폭로	c	d	c+d
계	a+c	b+d	a+b+c+d

위험비	① 병인 폭로 시 병에 걸릴 위험비(R_1) = a / (a+b) ② 병인 비폭로 시 병에 걸릴 위험비(R_2) = c / (c+d)
① ★★★	$\dfrac{\text{의심되는 요인에 폭로된 집단에서의 특정질환 발생률}(R_1)}{\text{의심되는 요인에 폭로되지 않은 집단에서의 특정질환 발생률}(R_2)}$
② ★★★	$\dfrac{\{\text{환자군 중 유해요인 노출군}(a) / \text{환자군 중 비노출군}(c)\}}{\{\text{대조군 중 유해요인 노출군}(b) / \text{대조군 중 비노출군}(d)\}} = ad / bc$
③	R_1(폭로군에서의 발생률) − R_2(비폭로군에서의 발생률)
귀속위험백분율	(귀속위험도 / 폭로군에서의 발생률) × 100

answer ① 상대위험비 / ② 교차비 / ③ 귀속위험비

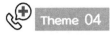

①	물리적 요인	외상을 유발시킬 수 있는 여러 가지 기계적 힘이나 고온, 한랭, 압력, 진동, 방사능 등을 말함
	화학적 요인	외인성 요인 : 자극성 물질, 독물질, 알러젠 등 숙주의 환경에 존재하며 숙주와 접촉 혹은 체내에 들어갔을 때 질병을 일으킬 능력을 가진 모든 화학물질
		내인성 요인 : 신체 내의 대사과정에 이상이 생겼거나 간장 및 신장에 장애가 있을 때는 이들 화합물이 신체 내에 축적되어 질병을 발생시킴
	영양요인	과잉 또는 결핍은 질병을 유발시킴
	심리적 요인	스트레스, 사회적 격리, 사회적 지지
	생물학적 요인	세균, 바이러스, 곰팡이, 기생충 등
②★	생물학적 요인	연령, 성, 인종, 면역과 관련된 요인
	감수성과 저항력	유전적 요인, 생물학적 요인(성, 연령 등), 체질적 요인(과거 폭로 경험, 영양상태, 건강상태, 성격 등), 사회적 요인(사회·경제적 수준, 결혼, 가족형태, 직업 등)에 따라 결정
	습관이나 관습	개인위생, 생활습관
③	생물학적 환경	동식물, 미생물, 감염성 질환의 매개체, 감염원
	사회적 환경	문화적, 기술적, 교육적, 정치적, 인구학적, 사회학적, 경제학적, 법적 특성
	물리적 환경	고열, 한랭, 공기, 기압, 주택시설, 음료수, 소음, 지리적 조건이 포함

answer ① 병원체 / ② 숙주 / ③ 환경

CHECK Point 숙주와 병원체 접촉에 의한 상호반응의 결과

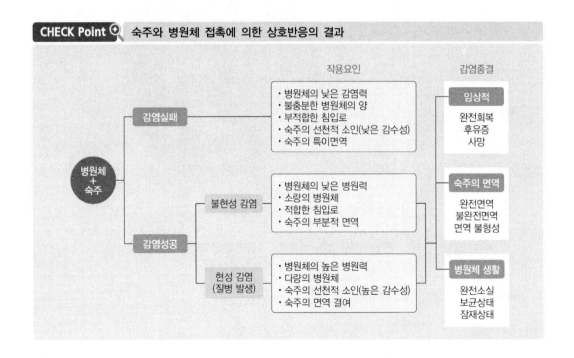

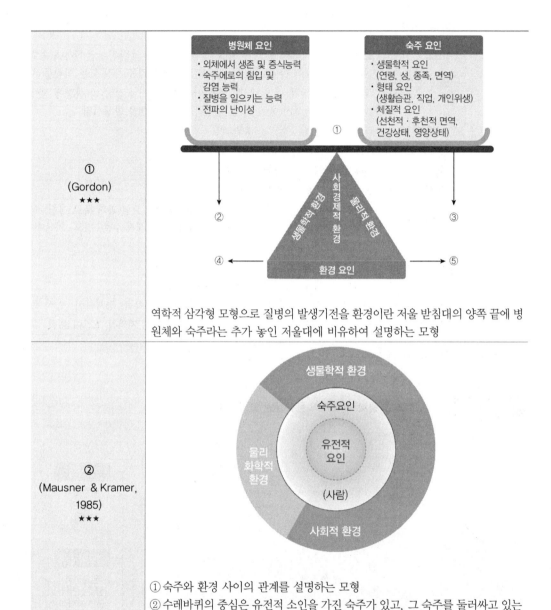

①
(Gordon)
★★★

역학적 삼각형 모형으로 질병의 발생기전을 환경이란 저울 받침대의 양쪽 끝에 병원체와 숙주라는 추가 놓인 저울대에 비유하여 설명하는 모형

②
(Mausner & Kramer, 1985)
★★★

① 숙주와 환경 사이의 관계를 설명하는 모형
② 수레바퀴의 중심은 유전적 소인을 가진 숙주가 있고, 그 숙주를 둘러싸고 있는 환경은 생물학적 · 화학적 · 사회적 환경으로 구분되며, 질병의 종류에 따라 바퀴를 구성하는 각 부분의 크기는 달라짐

answer ① 생태학적 모형 / ② 수레바퀴 모형

③ (Web of Causation, MacMahon & Pugh, 1970) ★★★	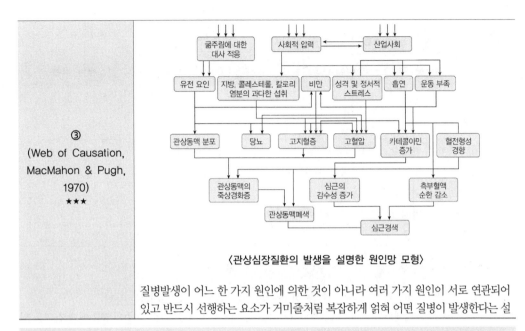

〈관상심장질환의 발생을 설명한 원인망 모형〉

질병발생이 어느 한 가지 원인에 의한 것이 아니라 여러 가지 원인이 서로 연관되어 있고 반드시 선행하는 요소가 거미줄처럼 복잡하게 얽혀 어떤 질병이 발생한다는 설

answer ③ 원인망 모형

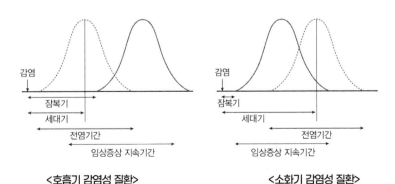

Theme 06 감염 과정

①	인체에 병원체가 침입해서 인체 내에 머물러 있는 시기
②★★	병인의 침입에서부터 병원체가 증식하여 질환에 대한 증상 및 징후가 생기기 전까지로 병원미생물이 사람 또는 동물의 체내에 침입하여 발병할 때까지의 기간
③	병원체가 숙주에 증상을 일으키지 않으면서 숙주 내에 지속적으로 존재하는 상태로 병원체와 숙주가 평형을 이루는 상태
④★★★	병원체가 숙주에 침입하여 증식한 후 그 숙주에서 다시 배출되어 가장 전염력이 클 때까지의 기간

answer ① 잠재기간 / ② 잠복기 / ③ 잠재감염 / ④ 세대기

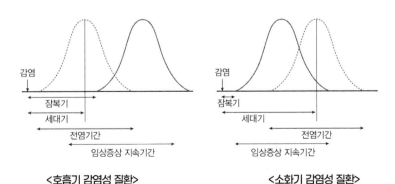

Theme 07 감염병의 생성 과정(6고리)

병원체 → 병원소 → 병원소로부터 병원체 탈출 → 전파 → 신숙주침입 → 감수성과 면역

(1) 병원체

①★★★	콜레라, 장티푸스, 디프테리아, 나병, 성병, 결핵, 백일해
②★★★	소아마비, 일본뇌염, 홍역, 이하선염, 간염, 에이즈
③	발진티푸스, 발진열
④	아메바성 이질, 말라리아, 기생충
⑤	무좀

answer ① Bacteria(세균) / ② Virus / ③ Rickettsia / ④ Protozoa / ⑤ Fungus

⑥	• 병원체가 숙주에 침입하여 알맞은 기관에 자리잡고 증식하는 능력 • 감염력의 지표로 ID_{50}은 병원체를 숙주에 투여하였을 때, 숙주의 50%에게 감염을 일으키는 최소한의 병원체 수를 말함 = {불현성 감염자 수(항체 상승자) + 현성 감염자 수(발병자)} / 접촉자 수(감수성자)
⑦★	병원체가 임상적으로 질병을 일으키는 능력 = 발병자 수 / 총 감염자 수
⑧★	임상적으로 증상을 발현한 사람에게 매우 심각한 정도를 나타내는 미생물의 능력 = (중증환자 수 + 사망자 수) / 총 발병자 수

answer ⑥ 감염력 / ⑦ 병원성 / ⑧ 독력

CHECK Point ⊕ 감염병의 중증도에 따른 분류

총 감수성자(N)

감염(A+B+C+D+E)				
불현성 감염(A)	현성 감염(B+C+D+E)			
	경미한 증상(B)	중증도 증상(C)	심각한 증상(D)	사망(E)

(2) 병원소★

인간 병원소★	**환자**		현성환자, 불현성 환자
	보균자★	①★	병후 보균자, 병후기간에 임상증상은 없으나 병원체를 배출하는 보균자 예 장티푸스, 이질, 디프테리아
		②	발병 전 보균자, 잠복기간에 전염성을 가지는 보균자 예 홍역, 디프테리아, 수두, 유행성 이하선염, 백일해
		③	병원체에 감염되었으나 처음부터 증상을 나타내지 않는 환자로 관리가 힘든 보균자 예 디프테리아, 소아마비, 일본뇌염
		④	보균기간이 3개월 이상이 되는 보균자 예 장티푸스
동물 병원소	인수공통질환		
	결핵(새, 소), 일본뇌염(돼지, 조류, 뱀), 광견병(개), 페스트 · 발진열 · 살모넬라증 · 유행성 출혈열(쥐), 톡소플라스마(고양이), 탄저(소, 양), 브루셀라증(소, 염소), 렙토스피라(소, 돼지)		
토양	무생물이면서 병원소 역할을 하며, 그 예로 파상풍을 들 수 있음		

answer ① 회복기보균자 / ② 잠복기보균자 / ③ 건강보균자 / ④ 만성보균자

CHECK Point 검역법(격리와 감시)★

검역감염병의 종류	의심자 감시시간	환자의 격리 기간
콜레라	①	
페스트	②	
황열	③	
중증 급성호흡기 증후군(SARS)	④	검역감염병 환자 등의 감염력이 없어질 때까지
동물인플루엔자 인체감염증	⑤	
신종인플루엔자	⑥	
중동 호흡기 증후군(MERS)	⑦	
에볼라바이러스병	⑧	

answer ① 5일 / ② 6일 / ③ 6일 / ④ 10일 / ⑤ 10일 / ⑥ 최대잠복기 / ⑦ 14일 / ⑧ 21일

(3) 병원소로부터 병원체의 탈출구★★★

①	호흡기질환 병원체가 기침, 대화, 재채기를 통해 탈출 예 결핵, 감기, 홍역, 디프테리아
②	소화기질환 병원체가 분변, 토물 등을 통해 소화기계로 탈출 예 장티푸스, 콜레라, 소아마비 등
③	주로 소변이나 생식기 분비물에 의해 탈출
④★	곤충에 의한 직간접 탈출, 주사기를 통한 탈출 예 뇌염, 간염
⑤	병소를 통해 직접 배출 예 파상풍, 나병, 트라코마

answer ① 호흡기계 탈출 / ② 소화기계 탈출 / ③ 비뇨생식기계 탈출 / ④ 기계적 탈출 / ⑤ 개방병소로 직접 탈출

(4) 전파

직접접촉에 의한 전파			㉠ (①) ㉡ 직접 접촉 : 혈액접촉, 체액접촉 ㉢ 태반 감염
간접접촉에 의한 전파	활성매개체	②	매개곤충이 단순히 기계적으로 병원체를 운반 **예** 파리
		③	병원체가 매개곤충 내에서 성장이나 증식을 한 뒤 전파 **예** 모기
	비활성 매개체	④	물, 공기, 식품, 우유, 토양을 제외한 무생물 전파체로써 장난 감, 의복, 침구, 책 등이 포함
		⑤	물, 공기, 식품, 우유, 토양에 의한 전파

answer ① 비말전파 / ② 기계적 전파 / ③ 생물학적 전파 / ④ 개달물 / ⑤ 공동전파체

CHECK Point 활성 매개체의 병원체 전파유형

①	병원체가 곤충의 몸속에 들어와서 증식하여 옮 겨 주는 것	페스트(벼룩), 황열(모기), 일본뇌염(모기), 뎅기열 (모기), 발진티푸스(이), 발진열(벼룩), 재귀열(이)
②	병원균을 픽업했을 때 수가 증가하는 것이 아니 라 발육만 해서 옮겨 주는 것	사상충증(모기), Loa Loa사상충증(흡혈성 등에)
③	곤충이 병원균을 픽업했을 때 발육도 하고 수가 증가하는 것	말라리아(모기), 수면병(체체파리, 트리파노소마증)
④	곤충이 병원균을 배설하여 전파하는 것	발진티푸스(이), 발진열(벼룩), 페스트, 샤가스
⑤	진드기의 난소를 통해 다음 세대까지 전달되어 전파	록키산홍반열(참진드기), 쯔쯔가무시병(털진드기), 재귀열(진드기)

answer ① 증식형 / ② 발육형 / ③ 발육증식형 / ④ 배설형 / ⑤ 경란형

(5) 병원체의 신숙주 내 침입 : 탈출과 비슷한 경로로 침입하며 경로가 다르면 침입에 실패

<병원체와 침입 경로>

구분	바이러스	세균	아메바	리케치아
호흡기	인플루엔자, 홍역, 풍진, 유행성이하선염, 수두, 천연두(두창)	결핵, 나병, 디프테리아, 성홍 열, 수막구균성수막염, 폐렴, 백 일해		
소화기	소아마비, 전염성 간염	콜레라, 이질, 장티푸스, 부르 셀라증, 파라티푸스, 살모넬라, 식중독, 영아 설사증, 파상열	이질	
성기점막피부	AIDS	매독, 임질, 연성하감		
점막, 피부	황열, 뎅기열, 일본뇌염, 광견병 바이러스	파상풍, 페스트, 야토병	말라리아	발진티푸스, 발진열, 쯔쯔가무시

(6) 감수성 숙주★★★

감수성 지수(접촉 감염지수)
천연두(두창), (①)(95%) > 백일해(60~80%) > (②)(40%) > 디프테리아(10%) > (③)(0.1% 이하)

answer ① 홍역 / ② 성홍열 / ③ 소아마비

 Theme 08 감염성 질환의 관리

(1) 감염성 질환의 3대 관리 원칙

병원소와 병원체 관리	① 병원소의 제거 ② 감염력의 감소 및 병원소의 격리			
숙주의 면역증강	선천 면역	종속 면역, 종족 면역, 개인 특이성		
	후천 면역	능동 면역 ★★★	①	불현성 감염 후, 이환 후 면역
			② ★★★	③ BCG, MMR, 소아마비
				④ 간염, 광견병, 장티푸스, 백일해(aP), 콜레라
				⑤★★ DT(디프테리아, 파상풍)
		수동 면역	⑥★★★	모유, 모체, 태반을 통한 면역
			⑦★★★	항독소, 면역혈청, γ-globulin(일시적 면역)
환경 위생관리				

answer ① 자연능동면역 / ② 인공능동면역 / ③ 생균 / ④ 사균 / ⑤ Toxoid / ⑥ 자연수동면역 / ⑦ 인공수동면역

<능동 면역과 수동 면역 비교>

내용	인공능동 면역	인공수동 면역
발효 시간	길다	짧다
효력지속 시간	길다	짧다
혈청병 수반 여부	없다	있다
대상	건강인	환자
목적	예방	치료

(2) 필수 접종 및 추가 접종

구분		접종 방법
①		[기초접종] 0, 1, 6개월(3회)
		모체가 HBsAg(+)인 경우 : 출생 후 12시간 이내 백신과 면역글로불린 동시 주사
②		[기초접종] 생후 4주 이내(1회)
③★		[기초접종] 2, 4, 6개월(3회)
		[추가접종] 15~18개월(1회), 만 4~6세(1회), 만 11~12세(Td)
④		[기초접종] 2, 4, 6~18개월(3회)
		[추가접종] 만 4~6세(1회)
⑤		[기초접종] 12~15개월(1회)
		[추가접종] 만 4~6세(1회)
⑥	불활성화 백신	[기초접종] 12~23개월에 7~30일 간격으로 2회, 12개월 후 1회(3차)
		[추가접종] 만 6세, 만 12세 각 1회 접종
	약독화 생백신	[기초접종] 12~23개월에 1회 접종
		[추가접종] 1차 접종 12개월 후 2차 접종
수두		[기초접종] 12~15개월(1회)
⑦		[기초접종] 2, 4, 6개월(3회)
		[추가접종] 12~15개월(1회)
⑧		[기초접종] 2, 4, 6개월(3회)
		[추가접종] 12~15개월(1회)
그룹 A형 로타바이러스		[기초접종]
		5가 백신(로타텍) : 2, 4, 6개월(3회)
		1가 백신(로타릭스) : 2, 4개월(2회)
A형간염		[기초접종] 12~23개월 1차 접종
		[추가접종] 1차 접종 6~18개월 후 2차 접종
신증후군 출혈열		[기초접종] 한 달 간격으로 2회 접종 후 12개월 뒤 1회 접종
장티푸스		[기초접종] 5세 이상 소아에 1회 접종
		[추가접종] 3년마다 추가접종
인플루 엔자	불활성화 백신	[기초접종] 6개월 이상~만 8세 : 1~2회, 만 9세 이상 : 1회
	약독화 생백신	[기초접종] 24개월~만 49세 연령에서 1회
⑨		[기초접종] 만 11세 여아에 6개월 간격으로 2회 접종
		※ 9~13(14)세 연령에서 2회
		[추가접종] 2회 접종이 허가된 연령 이후 접종할 경우 총 3회 접종 필요

answer ① B형 간염 / ② 결핵 / ③ DTaP(디프테리아, 파상풍, 백일해) / ④ 소아마비 / ⑤ MMR(홍역, 볼거리, 풍진) / ⑥ 일본뇌염 / ⑦ 폐렴구균 / ⑧ b형헤모필루스인플루엔자 / ⑨ 사람유두종바이러스

Theme 09 우리나라 법정 감염병

(1) 법정감염병의 종류

구분	특성	질환
제1급 감염병 ★★★	생물테러감염병 또는 치명률이 높거나 집단 발생의 우려가 커서 발생 또는 유행 (①) 신고하여야 하고, 음압격리와 같은 높은 수준의 격리가 필요한 감염병으로서 다음 각 목의 감염병을 말한다. 다만, 갑작스러운 국내 유입 또는 유행이 예견되어 긴급한 예방·관리가 필요하여 질병관리청장이 보건복지부장관과 협의하여 지정하는 감염병을 포함한다.	에볼라바이러스병, 마버그열, 라싸열, 크리미안콩고출혈열, 남아메리카출혈열, 리프트밸리열, 두창, 페스트, 탄저, 보툴리눔독소증, 야토병, 신종감염병증후군, 중증급성호흡기증후군(SARS), 중동호흡기증후군(MERS), 동물인플루엔자 인체감염증, 신종인플루엔자, 디프테리아
제2급 감염병 ★★★	전파가능성을 고려하여 발생 또는 유행 시 (②)시간 이내에 신고하여야 하고, 격리가 필요한 다음의 감염병을 말한다. 다만, 갑작스러운 국내 유입 또는 유행이 예견되어 긴급한 예방·관리가 필요하여 질병관리청장이 보건복지부장관과 협의하여 지정하는 감염병을 포함한다.	결핵, 수두, 홍역, 콜레라, 장티푸스, 파라티푸스, 세균성이질, 장출혈성대장균감염증, A형간염, 백일해, 유행성이하선염, 풍진, 폴리오, 수막구균 감염증, b형헤모필루스인플루엔자, 폐렴구균 감염증, 한센병, 성홍열, 반코마이신내성황색포도알균(VRSA) 감염증, 카바페넴내성장내세균속균종(CRE) 감염증, E형감염
제3급 감염병 ★★★	그 발생을 계속 감시할 필요가 있어 발생 또는 유행 시 (③)시간 이내에 신고하여야 하는 다음의 감염병을 말한다. 다만, 갑작스러운 국내 유입 또는 유행이 예견되어 긴급한 예방·관리가 필요하여 질병관리청장이 보건복지부장관과 협의하여 지정하는 감염병을 포함한다.	파상풍, B형간염, 일본뇌염, C형간염, 말라리아, 레지오넬라증, 비브리오패혈증, 발진티푸스, 발진열, 쯔쯔가무시증, 렙토스피라증, 브루셀라증, 공수병, 신증후군출혈열, 후천성면역결핍증(AIDS), 크로이츠펠트-야콥병(CJD) 및 변종크로이츠펠트-야콥병(vCJD), 황열, 뎅기열, 큐열, 웨스트나일열, 라임병, 진드기매개뇌염, 유비저, 치쿤구니야열, 중증열성혈소판감소증후군(SFTS), 지카바이러스 감염증, 매독
제4급 감염병 ★★★	제1급 감염병부터 제3급 감염병까지의 감염병 외에 유행 여부를 조사하기 위하여 표본감시 활동이 필요한 다음의 감염병을 말한다.	인플루엔자, 회충증, 편충증, 요충증, 간흡충증, 폐흡충증, 장흡충증, 수족구병, 임질, 클라미디아감염증, 연성하감, 성기단순포진, 첨규콘딜롬, 반코마이신내성장알균(VRE) 감염증, 메티실린내성황색포도알균(MRSA) 감염증, 다제내성녹농균(MRPA) 감염증, 다제내성아시네토박터바우마니균(MRAB) 감염증, 장관감염증, 급성호흡기감염증, 해외유입기생충감염증, 엔테로바이러스감염증, 사람유두종바이러스 감염증

answer ① 즉시 / ② 24 / ③ 24

기생충 감염병 ★★★	기생충에 감염되어 발생하는 감염병으로써 질병관리청장이 고시하는 감염병	회충증, 편충증, 요충증, 간흡충증, 폐흡충증, 장흡충증, 해외유입기생충감염증
세계보건기구 감시대상 감염병 ★★★	세계보건기구가 국제공중보건의 비상사태에 대비하기 위해 감시대상으로 정한 질환으로서 질병관리청장이 고시하는 감염병	두창, 폴리오, 신종인플루엔자, 중증급성호흡기증후군(SARS), 콜레라, 폐렴형 페스트, 황열, 바이러스성 출혈열, 웨스트나일열
생물테러 감염병 ★★★	고의 또는 테러 등을 목적으로 이용된 병원체에 의하여 발생된 감염병 중 질병관리청장이 고시하는 감염병	탄저, 보툴리눔독소증, 페스트, 마버그열, 에볼라열, 라싸열, 두창, 야토병
성매개 감염병	성 접촉을 통하여 전파되는 감염병 중 질병관리청장이 고시하는 감염병	매독, 임질, 클라미디아, 연성하감, 성기단순포진, 첨규콘딜롬, 사람유두종바이러스 감염증
인수공통 감염병 ★★★	동물과 사람 간에 서로 전파되는 병원체에 의해 발생되는 감염병 중 질병관리청장이 고시하는 감염병	장출혈성대장균감염증, 일본뇌염, 브루셀라증, 탄저, 공수병, 동물인플루엔자 인체감염증, 중증급성호흡기증후군(SARS), 변종크로이츠펠트−야콥병(vCJD), 큐열, 결핵
의료관련 감염병	환자나 임산부 등이 의료행위를 적용받는 과정에서 발생한 감염병으로서 감시 활동이 필요하여 질병관리청장이 고시하는 감염병	반코마이신내성황색포도알균(VRSA) 감염증, 반코마이신내성장알균(VRE) 감염증, 메티실린내성황색포도알균(MRSA) 감염증, 다제내성녹농균(MRPA) 감염증, 다제내성아시네토박터균(MRAB) 감염증, 카바페넴내성장내세균속균종(CRE) 감염증

(2) 법정 감염병 발생시 신고방법★★★

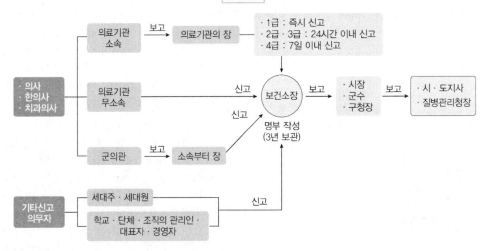

(3) 감염병예방 및 관리에 관한 법률

인수공통감염병의 통보 (제14조)★	「가축전염병예방법」제11조제1항제2호에 따라 신고 받은 국립가축방역기관장, 신고 대상 가축의 소재지를 관할하는 시장·군수·구청장 또는 시·도 가축방역기관의 장은 같은 법에 따른 가축감염병 중 다음 각 호의 어느 하나에 해당하는 감염병의 경우에는 즉시 질병관리청장에게 통보하여야 한다. 1. ① 2. 고병원성조류인플루엔자 3. ② 4. 그 밖에 대통령령으로 정하는 인수공통감염병(동물 인플루엔자)
감염병에 관한 강제처분 (제42조)	① 질병관리청장, 시·도지사 또는 시장·군수·구청장은 해당 공무원으로 하여금 다음 각 호의 어느 하나에 해당하는 감염병 환자 등이 있다고 인정되는 주거시설, 선박·항공기·열차 등 운송수단 또는 그 밖의 장소에 들어가 필요한 조사나 진찰을 하게 할 수 있으며, 그 진찰 결과 감염병 환자 등으로 인정될 때에는 동행하여 치료받게 하거나 입원시킬 수 있다. 1. 제1급감염병 2. 제2급감염병 중 (③) 또는 질병관리청장이 정하는 감염병 3. 〈삭제〉 4. 제3급감염병 중 질병관리청장이 정하는 감염병 5. 세계보건기구 감시대상 감염병 6. 〈삭제〉
업무 종사의 일시 제한 (감염병예방법 시행규칙 제33조)	① 일시적으로 업무 종사의 제한을 받는 감염병은 다음 각 호의 감염병에 해당하는 감염병 환자로 하고, 그 제한기간은 감염력이 소멸되는 날까지로 한다. (④) ② 업무 종사의 제한을 받는 업종 1.「식품위생법」제2조 제12호에 따른 집단급식소 2.「식품위생법」제36조 제1항 제3호에 따른 식품접객업

answer ① 탄저
② 광견병
③ 결핵, 홍역, 콜레라, 장티푸스, 파라티푸스, 세균성이질, 장출혈성대장균감염증, A형간염, 수막구균 감염증, 폴리오, 성홍열
④ 콜레라, 장티푸스, 파라티푸스, 세균성이질, 장출혈성대장균감염증, A형간염

<가을철 3대 발열성 질환>

구분	①	②	③
병원체	Hantaan virus	리케치아	렙토스피라 속의 여러 종(세균)
병원소	들쥐(등줄쥐)	털진드기	소, 개, 돼지, 쥐
전파방식	야생들쥐의 배설물(뇨, 타액)이 입으로 들어가거나 호흡기도로 흡입될 때 감염	감염털진드기에 물릴 때 감염	• 감염동물과 접촉할 때 • 감염동물의 분변에 오염된 물이 피부에 묻을 때 • 감염동물의 분변에 오염된 음식이나 물을 먹을 때
잠복기	12~16일	10~12일	약 10일
증상	발열, 기력상실, 식욕상실, 구토, 출혈, 저혈압, 단백뇨 배설, 신장기능 상실, 쇼크	두통, 고열, 결막염, 임파선 비대, 기침, 폐렴, 진드기 물린 곳에 딱지가 생김	발열, 오한, 두통, 심한 불쾌감, 구토, 근육통, 결막염, 황달, 신부전, 용혈성 빈혈, 피부 및 점막 출혈, 발진
감염기	사람 사이의 직접감염은 일어나지 않는다.	사람 사이의 직접감염은 일어나지 않는다.	사람 사이의 직접감염은 일어나지 않는다.
치료	대증요법	항생제 투여	항생제 등 투여
치명률	6%	1~4%	20% 이상

answer ① 신증후군출혈열 / ② 쯔쯔가무시(양충병) / ③ 렙토스피라

<국가 감염병 관리체계 : 감염병 위기경보 단계>★

단계		상황
1단계	관심(Blue)	① 해외의 신종 감염병 발생 ② 국내의 원인불명 감염 환자 발생 ③ 태풍, 집중호우 발생 기상 정보
2단계	주의(Yellow)	① 해외 신종 감염병의 국내 유입 ② 세계보건기구의 감염병 주의보 발령 ③ 국내에서 신종 감염병 발생 ④ 대규모 침수지역 및 수인성 감염병 발생 ⑤ 지역별 재출현 감염병 발생
3단계	경계(Orange)	① 해외 신종 감염병의 국내 유입 후 타 지역으로 전파 ② 국내 신종 감염병의 타 지역으로 전파 ③ 재출현 감염병의 타 지역으로 전파 ④ 수인성 감염병의 타 지역으로 전파
4단계	심각(Red)	① 해외 신종 감염병의 전국 확산 징후 ② 국내 신종 감염병의 전국 확산 징후 ③ 재출현 감염병의 전국 확산 징후 ④ 수인성 감염병의 전국 확산 징후

Theme 10 **감염병의 분류**

구분	감염병의 종류
신종 및 재출현 감염병	중증급성호흡기증후군, 중동호흡기증후군, 지카바이러스감염증
수인성 및 식품매개 감염병	콜레라★★★, 장티푸스★, 세균성이질★, 장출혈성대장균감염증, A형간염, 파라티푸스
예방접종 대상 감염병	홍역★, 볼거리, 수두★, 파상풍, 백일해★★
사람 간 접촉에 의한 감염병	인플루엔자★, 신종인플루엔자, 중동호흡기증후군★, 에볼라바이러스병, 디프테리아★★
성접촉 매개 감염병	매독, 임질, 연성하감, 클라미디아감염증, 성기단순포진, 첨형(뽀족)콘딜로마, 비임균성 요도염
절지동물 매개 감염병	말라리아★, 쯔쯔가무시증, 중증열성혈소판감소증후군, 뎅기열, 지카바이러스감염증★, 일본뇌염★★
인수공통 감염병	렙토스피라증★★★, 신증후군출혈열★, 브루셀라증, 탄저, 큐열, 공수병★★
만성감염질환	결핵★★★, B형간염★★★, C형간염, 후천성면역결핍증★★★, 프리온질환
의료관련 감염병	황색포도알균, 녹농균, 대장균, 클렙시엘라균 등
해외여행 감염병	황열(예방접종 증명서 필요), 수막구균성수막염, 말라리아 등

 Theme 11 **만성 퇴행성질환의 특성★★★과 위험요인**

(1) 만성 퇴행성질환의 특성

> ① 호전과 악화를 반복하면서 불가역적인 병리변화를 동반한다.
> ② 질병발생 시점이 불분명하며 연령이 증가하면 유병률도 증가한다.
> ③ 직접적인 요인이 존재하지 않으며 여러 요인이 복합적으로 작용하여 규명이 어렵고 잠재기간이 길므로 일관성 있는 관리가 어렵다.
> ④ 일단 발생하면 장기간(3개월 이상)에 걸쳐 치료와 감시를 요한다.
> ⑤ 기능장애를 동반한다.

(2) 만성 퇴행성질환의 위험요인

전염성 질환의 기왕력	① 포도상구균 감염 : 급성 류머티즘염, 심장질환 유발 ② 매독 : 매독성 심질환 유발 ③ 소아마비 : 마비 ④ 임신 중 풍진 : 선천성 심질환, 백내장, 벙어리 유발
유전적 요인	당뇨병, 녹내장, 고혈압 유발
습관적 요인 (기호성 요인)	① 과식이나 과다 지방식, 식염 과다섭취, 자극성 음식 섭취, 과음, 운동 부족 등의 일상생활 습관 : 비만, 식도암, 후두암, 고혈압, 당뇨병, 심장질환의 유발 ② 흡연 : 만성 기관지염, 폐기종, 폐렴, 폐암 및 순환기계통 질환 유발 ③ 음주 : 간경화증, 간암, 동맥경화증, 뇌장애, 비타민 결핍증 유발

조산이나 출생 시 상해	정신박약, 신체장애
성별에 의한 차이	① 여자 : 류머티스성 관절염, 당뇨병, 고혈압, 심질환 ② 남자 : 관상심장질환, 만성 호흡기질환
환경적 요인	대기 오염, 소음, 방사선 노출 등의 환경요인
심리적 요인	불안, 긴장, 초조, 공포 등은 소화성 궤양, 고혈압 등 유발
직업적 요인	직업성 질환에 해당
사회 경제적 요인	부유층에는 당뇨병, 심장병, 유방암이 많고 빈곤층에는 결핵, 장티푸스, 위암, 자궁암이 많다. 동양인에게는 위암, 간암, 자궁암이 많고 서양인에게는 폐암, 유방암, 대장암이 많음.

 Theme 12 만성 퇴행성 질환의 예방

1차 예방	보건교육을 통해 질병의 원인이 되는 환경적 요인과 내적 요인을 미리 제거해 질병발생을 사전에 예방하도록 하는 활동. 1차 예방의 효과는 (①) 감소로 측정할 수 있음
2차 예방	조기발견을 위한 집단검진 사업으로 만성 퇴행성질환은 2차 예방에 치중 2차 예방의 효과는 (②) 감소로 측정할 수 있음
3차 예방	질병으로 인한 불능과 조기사망을 감소시키는 것 3차 예방의 효과는 (③) 감소로 측정할 수 있음

answer ① 발생률 / ② 유병률 / ③ 사망률

 Theme 13 만성질환의 종류

(1) 연령별 사인순위(2020)★★

순위	총계	1~9세	10대	20대	30대	40대	50대	60대	70대	80대
1	암	암	자살	자살	자살	암	암	암	암	암
2	심장질환	선천성기형 변형 및 염색체 이상	암	암	암	자살	자살	심장질환	코로나19	코로나19
3	코로나19	코로나19	운수사고	운수사고	심장질환	잔질환	심장질환	뇌혈관질환	심장질환	심장질환
4	폐렴	타살	코로나19	심장질환	간질환	심장질환	간질환	코로나19	뇌혈관질환	폐렴
5	뇌혈관질환	심장질환	선천기형 변형 및 염색체 이상	코로나19	운수사고	뇌혈관질환	뇌혈관질환	자살	폐렴	뇌혈관질환

(2) 암★★

① 암 통계
- 암 사망률(2022) : 폐암 > 간암 > 대장암 > 췌장암 > 위암
- 암 발생률(2021) : 갑상선암 > 대장암 > 폐암 > 위암 > 유방암 > 전립선암 > 간암 > 췌장암 > 담낭 및 기타 담도암 > 신장암

② 6대 암 검진권고 암(보건복지부장관)

<암의 종류별 검진주기와 연령 기준 등(제8조 제2항 관련)>★★★

암의 종류	검진주기	연령 기준 등
위암	2년	(①)세 이상의 남·여
간암	(②)	40세 이상의 남·여 중 간암 발생 고위험군
대장암	(③)년	(④)세 이상의 남·여
유방암	(⑤)년	40세 이상의 여성
자궁경부암	2년	(⑥)세 이상의 여성
폐암	2년	(⑦)세 이상 (⑧)세 이하의 남·여 중 폐암 발생 고위험군

비고
1. "간암 발생 고위험군"이란 간경변증, B형간염 항원 양성, C형간염 항체 양성, B형 또는 C형 간염 바이러스에 의한 만성 간질환 환자를 말함
2. "폐암 발생 고위험군"이란 (⑨)갑년[하루 평균 담배소비량(갑) × 흡연기간(년)] 이상의 흡연력을 가진 현재 흡연자와 폐암 검진의 필요성이 높아 보건복지부장관이 정하여 고시하는 사람을 말함

answer ① 40 / ② 6개월 / ③ 1 / ④ 50 / ⑤ 2 / ⑥ 20 / ⑦ 54 / ⑧ 74 / ⑨ 30

(3) 고혈압★★★

정의	① 혈압이 항상 높은 상태가 유지될 때 ② 뚜렷한 증상이 없으므로 무언의 살인자라고 표현하기도 함
원인	① 1차성(본태성) 고혈압 : 일반적으로 원인을 모르는 경우로 유전적인 성향이 강함 ② 2차성(속발성) 고혈압 : 다른 병이 있어 2차적으로 오는 것으로 10% 정도인데, 콩팥 이상(신장염)이 원인으로 가장 많다.
증상	① 두통, 이명, 현기증, 불면증, 피로감 및 신경질적인 증상 ② 동맥경화가 진행되면 코피, 혈뇨, 어지럼증, 시야 흐림이 나타날 수 있으며 심부전에 의한 협심증, 호흡곤란 등의 증상이 나타나기도 함 ③ 뇌혈관질환 등과 연결되어 언어 장애, 혼수상태, 반신 마비 등의 결과를 초래 ④ 4대 병발증 : 뇌졸중, 동맥경화, 망막 장애, 신장 장애
예방	① 생활습관의 수정　② 스트레스 해소 ③ 식이요법 　㉠ 섭취 열량, 콜레스테롤 및 포화지방산을 제한하며 칼륨, 칼슘, 마그네슘을 섭취한다. 　㉡ 저염식이 ④ 표준체중 유지　⑤ 규칙적인 운동 ⑥ 금연, 과음을 피함　⑦ 약물 요법

기준치	정상	120/80
	고혈압 전단계	①
	1기	②
	2기	③

answer ① 140/90 미만 / ② 160/100 미만 / ③ 160/100 이상

(4) 당뇨병★★

정의	탄수화물의 신진대사 장애로 혈당수치가 높고, 소변으로 포도당이 배설되는 상태로 인슐린의 생산, 분비 혹은 이용의 이상으로 발생
원인	① 췌장의 베타세포에서 만들어지는 인슐린의 부족과 인슐린의 작용이 장애를 받는 인슐린 저항성의 결과로 생긴다. ② 당뇨병은 이 병에 걸리기 쉬운 체질을 가진 사람에게서 잘 발생하여 비만, 노화, 임신, 감염, 수술, 스트레스, 약물 남용 등에 의해 영향을 받는 것으로 생각되고 있다. ③ 당뇨병은 유전적인 요인과 환경적인 요인의 복합작용에 의해 발생한다.

구분	제1형 당뇨	제2형 당뇨
동의어	청소년 당뇨병, 인슐린 의존형 당뇨	성인발증 당뇨, 인슐린비의존형 당뇨
시작 시기	어느 연령에서나 올 수 있지만 보통 30세 이전에 옴	보통 40세 이후에 오지만 어린이에게도 올 수 있음
시작 형태	보통 급하게 진행	서서히 진행
인슐린 형성 능력	거의 없음	정상이거나 정상 이상의 경우도 있음
빈도	10%	85~90%
케톤증	발생할 수 있음	거의 오지 않음
인슐린 주사	필요 함	20~30%에서만 필요함
시작 시 체중	정상 체중이거나 마른 상태	일반적으로 비만상태
치료	식이요법, 운동요법 및 인슐린요법	식이요법, 운동요법 및 경구용 혈당강하제 혹은 인슐린요법

(종류 ★★)

증상	① 소변을 많이 보게 되고, 수분의 손실이 있으므로 심한 갈증을 느끼며, 양분을 몸 바깥으로 많이 잃어버리기 때문에 피로감을 느끼고 체중이 감소 ② 당뇨병의 고전적인 증상인 다음(물을 많이 마심), 다뇨(소변을 많이 봄), 다갈(심한 갈증), 극심한 피로 ③ 이외에도 조직반응의 상처회복이 지연되고 감염이 쉽게 발생하며 당뇨병으로 인해 눈, 콩팥, 신경, 심혈관계 및 발에 합병증이 나타날 수 있다.
기준 ★★	① 공복혈당 ≥ (①)mg/dL(이 기준은 명백한 고혈당이 아니라면 다른 날에 검사를 반복하여 확인) ② 당뇨병의 전형적인 증상(다뇨, 다음, 설명되지 않는 체중 감소)과 임의혈당≥(②)mg/dL ③ 경구 당부하 검사(포도당 용액 75g 섭취 뒤 혈액검사) 2시간 후 혈당 ≥ (③)mg/dL ④ 당화혈색소 ≥ (④)%

answer ① 126 / ② 200 / ③ 200 / ④ 6.5

(5) 한국인의 이상지질혈증 진단기준

(단위 : [mg/dL])

지질의 종류	정상치	경계수준	고위험군
총 콜레스테롤	< ①	200 ~ 229	② ≤
LDL 콜레스테롤	100 ~ 129	130 ~ 149	150 ≤
HDL 콜레스테롤	60 이상		< 40
중성지방	< 150	150 ~ 199	200 ≤

answer ① 200 / ② 230

(6) 대사이상증후군 ★★

복부비만	①
고 중성지방 혈중	②
낮은 고밀도지단백 콜레스테롤(HDL)	③
고혈압	④
공복혈당	⑤

answer ① 허리둘레 남성 102cm(동양인 90cm), 여성 88cm(동양인 85cm) 이상 / ② 150mg/dL 이상
③ 남성 40mg/dL, 여성 50mg/dL 미만 / ④ 수축기 130mmHg 이상 또는 이완기 85mmHg 이상
⑤ 100mg/dL 이상 또는 당뇨병 치료 중

(7) 비만 측정

	분류	체질량지수(kg/m^2)
①★	저체중	< 18.5
	정상체중	18.5~22.9
	과체중	≥ 23.0
	위험체중	23.0~24.9
	비만 1단계(obese class Ⅰ)	25.0~29.9
	비만 2단계(obese class Ⅱ)	≥ 30
	비만 3단계(obese class Ⅲ)	≥ 40.0
②	{체중(kg) / 신장(cm)^3} × 10^7 학령기에 사용 판정ㅣ ㉠ 키가 110~129cm인 경우 180 이상을 비만이라 판정 ㉡ 키가 130~149cm인 경우 170 이상을 비만이라 판정 ㉢ 키가 150cm 이상인 경우 160 이상을 비만이라 판정 ㉣ 110 미만은 저체중	

answer ① BMI / ② Röhrer 지수

③	비만도(%) = {(실제 체중 − 표준 체중) / 표준 체중 } × 100 표준 체중 = {신장(cm) − 100} × 0.9(여성일 때는 × 0.85)
	학령기 이후에 사용 판정 | • 경도 비만 : 비만도 20~30% • 중등도 비만 : 비만도 30~40% • 고도 비만 : 비만도 40% 이상 • 저체중 : −10% • 표준 체중 : −10~+10% • 과체중 : 10~20%
④	{체중(kg) / 신장(cm)^2} × 10^4
	영유아기부터 학령기 이전까지 사용 판정 | 20 이상 : 소아비만, 15 이하 : 저체중아

answer ③ Broca 지수 / ④ Kaup 지수

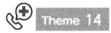

Theme 14 집단검진

(1) 정의★

질병의 조기진단을 위해 증상이 없는 건강한 사람들 중 질병을 가진 사람을 신속하고 정확하게 가려낼 수 있는 선별검사가 있어야 하며, 이 검사를 지역사회 인구집단에 적용할 때 집단검진이라한다.

(2) 집단검진의 조건★★

① 질병의 발생 및 자연사가 알려진 질병이어야 함
② 증상이 나타나기 전 병리상태를 파악할 수 있는 검사방법이 있어야 함
③ 검진방법은 신뢰도, 타당도, 예측도가 높아야 함
④ 검사가 건강한 사람을 대상으로 하므로 검사방법 자체가 기술적으로 시행이 쉽고, 검사의 단가가 싸며, 일반대중에게 검사방법 자체가 받아들여질 수 있는 것이어야 함
⑤ 조기 발견한 질병에 대해 효과적인 치료방법이 있어야 하고 발견 후 진단과 치료에 쓰이는 경비가 일상적인 의료비에 준해 저렴해야 함
⑥ 선별해 내려는 상태는 중요한 건강문제여야 하고 질병 자체가 흔해서 국민건강에 차지하는 비중이 커야 함

(3) 집단검진 도구의 평가

① 신뢰도(= 재현성 = 반복성)

> ㉠ 개념 : 검사법을 반복해서 같은 대상에게 적용시켰을 때 같은 결과가 나타나는 경향
> ㉡ 신뢰도를 높이는 방법
> - 측정방법을 표준화함
> - 관찰자를 훈련시키고 자격을 부여함
> - 측정기기를 정교화함
> - 측정을 자동화함
> - 반복적으로 측정하고 표본수를 늘림

② 타당도(정확도)★ : 측정하고자 하는 내용을 검사결과가 정확하게 반영해 주는 정도

검사결과	질병		계
	있다(+)	없다(−)	
양성(+)	A 진양성	B 위양성(가양성)	A+B 총 검사 양성 수
음성(−)	C 위음성(가음성)	D 진음성	C+D 총 검사 음성수
계	A+C	B+D	총계

민감도★	질병에 걸린 사람이 양성으로 나올 확률
	= A / A+C
특이도★	질병에 걸리지 않은 사람이 음성으로 나올 확률
	= D/ B+D
의음성률	질병에 걸린 사람이 음성으로 나올 확률
	= C/(A+C)
의양성률	질병에 걸리지 않은 사람이 양성으로 나올 확률
	= B/(B+D)

예측도	양성예측도	측정도구가 질병이라고 판단한 사람 중 실제로 질병이 있는 비율
		= A/(A+B)
	음성예측도	측정도구가 질병이 나이라고 판단한 사람 중 실제로 질병이 없는 비율
		= D/(C+D)
	의양성률	측정도구가 질병이라고 판단한 사람 중 실제로 질병이 없는 비율
		= B/(A+B)
	의음성률	측정도구가 질병이 아니라고 판단한 사람 중 실제로 질병이 있는 비율
		= C/(C+D)

③ 검진도구의 조건

민감도가 높은 진단법을 사용	특이도가 높은 진단법을 사용
• 유병률이 높은 지역 • 조기진단이 필요한 경우 • AIDS나 암처럼 환자를 놓칠 경우 사회적 대가가 큰 질환인 경우	• 유병률이 낮은 지역 • 조기진단이 필요 없는 경우 • 집단검진에서 양성의 판정이 낙인이 되어 문제를 일으킬 수 있을 경우

④ 진단기준을 낮추었을 때 정확도의 변화(구분선이 아래로 이동)

정확도의 척도	진단의 기준을 낮추었을 때	진단의 기준을 높였을 때
양성예측도	변화없음	변화없음
음성예측도	변화없음	변화없음
민감도	증가	감소
특이도	감소	증가

⑤ 유병률이 증가할 때의 정확도의 변화(구분선이 오른쪽으로 이동)

정확도의 척도	유병률이 증가할 때	유병률이 감소할 때
양성예측도	증가	감소
음성예측도	감소	증가
민감도	변화 없음	변화 없음
특이도	변화 없음	변화 없음

ROC(Receiver Operator Chracteristic) 곡선
특정 진단 방법의 민감도와 특이도가 어떤 관계를 갖고 있는지를 표현한 그래프
① 수평축에 '1-특이도', 수직축에 '민감도'의 수치로 각 기준에 따른 점들을 찍을 수 있고, 그 점들을 이은 곡선을 'ROC 곡선'이라고 함
② 수직축에서는 위쪽으로, 수평축에서는 왼쪽으로, 즉 곡선상의 어떤 점이 왼쪽 상부 쪽에 있을수록 타당도가 높은 검사로 볼 수 있음
③ ROC 곡선은 여러 검사법을 비교 평가할 때 유용한데, ROC 곡선의 아래 면적(AUC)이 클수록 그 검사법은 질병여부를 진단하는 데 더욱 유용한 검사로 볼 수 있음

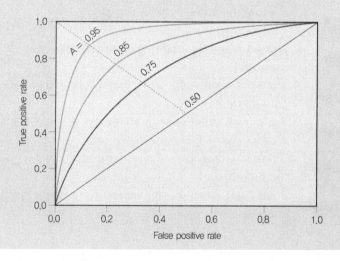

PART

03

보건통계

Theme 01 보건통계학의 개념

(1) 보건통계학의 역할★

① 지역사회나 국가의 보건수준 및 보건상태를 나타내 준다.
② 보건사업의 필요성을 결정해 준다.
③ 보건에 관한 법률의 개정이나 제정을 촉구한다.
④ 보건사업의 우선순위를 결정하며 보건사업의 절차, 분류 등의 기술발전에 도움을 준다.
⑤ 보건사업의 성패를 결정하는 자료를 제공한다.
⑥ 보건사업에 대한 공공지원을 촉구하게 할 수 있다.
⑦ 보건사업의 기초자료가 된다.
⑧ 보건사업의 행정(행동) 활동에 지침이 될 수 있다.

(2) 통계학의 기본 용어

모집단		연구자의 관심 대상이 되는 구성원의 전체 집합
표본		모집단에서 조사대상으로 선택된 모집단의 부분집합
변수	독립변수	다른 변수에 영향을 줄 수 있는 변수로 설명변수 혹은 예측변수라고도 함
	종속변수	독립변수에 의해 영향을 받는 변수로 반응변수라고도 함

Theme 02 측정수준

변수 형태		내용	수학적 개념	현상
질적 변수	①★	특성을 이름으로 구별하는 변수	=, ≠	성별, 혈액형, 종교
	②★★★	특성의 상대적 크기에 따라 순서로서 구분할 수 있는 변수	<, >	석차, 선호도, 경제적 수준(상, 중, 하) 교육수준(초졸, 중졸, 고졸, 대졸)
양적 변수	③★★★	특성의 양에 따른 차이를 수량화할 수 있는 변수	+, −	성적, 기온, 물가지수
	④★★★	특성의 값에 대해 몇 배의 관계가 있는가를 수량화할 수 있는 변수	+, −, ×, ÷	체온, 시간, 거리, 키, 체중

answer ① 명명척도 / ② 서열척도 / ③ 등간척도 / ④ 비율척도

(1) 표본조사를 하는 이유★★

① 전수조사가 현실적으로 불가능한 경우
② 무한 모집단일 경우
③ 대상자의 특성을 가능한 빨리 파악하여야 하는 경우 **예** 질병의 집단유행 시
④ 전수조사를 하면 비표본 추출 오차가 커져 오히려 정확성이 떨어지는 경우
⑤ 표본조사만으로도 적당한 오차한계 내에서 모수를 추정할 수 있을 경우
⑥ 대상이 파괴되어야 관측이 가능한 경우 **예** 탄약의 파괴력 검사
⑦ 표본조사가 전수조사보다 시간, 노력, 경제적으로 이득이 있기 때문
⑧ 전수조사에 비해 심도있는 조사가 가능하다.

(2) 표본 오차와 비표본 오차

표본오차	표본을 통해 모수를 추정하기 때문에 발생하는 오차
비표본오차	표본추출 이외의 과정, 즉 조사의 시작에서부터 자료의 측정, 분석에 이르기까지 모든 단계에서 발생하는 오차

(3) 확률 표출법★★★

①	가장 기본적인 방법으로 가장 빈번한 방법은 난수표의 사용
②★★★	모집단이 갖고 있는 특성을 고려해 모집단을 그 구성성분에 따라 몇 개의 동질적인 집단으로 나누고, 각 집단에서 단순무작위 표본추출법을 이용해 표본추출하는 방법
③★★★	대개 표본추출법의 최종단계에서 적용되는데, 모집단의 구성단위를 우선 자연적 혹은 인위적으로 몇 개의 집락으로 구분한 뒤, 무작위로 필요한 집락을 추출함. 그 후 추출된 집락에 대해 일부 또는 전수조사를 하는 방법으로, 지역적으로 이 방법은 모집단이 넓게 흩어져 있거나 표본추출을 얻을 수 없는 경우에 효과적임
④★	모집단의 구성요소에 일련번호를 부여한 후 처음의 시작번호를 단순 무작위 추출한 다음에 미리 정해놓은 일정한 간격(k번째 마다)으로 표본을 추출하는 방법

answer ① 단순무작위 표집 / ② 층화무작위 표집 / ③ 집락(군락) 표집 / ④ 계통적 표집

Theme 04　비실험 연구 중 서술 연구의 종류

시계열연구	횡단설계		한 시점에서 자료를 수집하는 것
	종단설계	①	서로 다른 표본을 선정하나 모집단은 항상 같다
		②	같은 표본, 같은 모집단의 특성을 지닌다.
사례연구			한 개인, 가족 및 집단의 현상을 집중적으로 장기간 조사하고, 그 결과를 서술하는 것

answer ① 경향 연구(Trend study) / ② 코호트 연구

Theme 05　중앙집중화(대푯값)★★

관찰된 자료가 어떤 위치에 집중되어 있는가를 나타낸 값

①	도수분포에서 가장 빈도가 높은 수치	
②	사례를 측정치의 순서대로 나열했을 때 한가운데 오는 수치	
③	모든 사례의 측정치의 합을 사례 수로 나누어 얻어진 점수	
	④	측정치를 전부 합하여 측정치의 총 개수로 나누는 방법
	⑤	측정치를 서로 곱해주고 그 결과를 개체수 n급의 N제곱근을 구하는 것
	⑥	총 수를 개개의 수치의 역수의 합으로 나눈 몫

answer ① 최빈값(유행치, mode) / ② 중위수(중앙치, median) / ③ 평균(mean) / ④ 산술 평균 / ⑤ 기하 평균 / ⑥ 조화 평균(H)

Theme 06　산포도★★★

관찰된 자료가 대표치 전후에 얼마나 밀집 또는 분산되어 있는지 그 흩어져 있는 정도를 나타내는 지표

①	가장 큰 점수에서 가장 작은 점수를 뺀 것
②	$(Q_3 - Q_1) / 2$　(Q_3 : 75%가 되는 값, Q_1 : 25%가 되는 값)
③	가장 광범위하게 사용되는 것으로 편차 점수를 제곱한 후 나온 값을 모두 합해 사례 수로 나눈 분산의 제곱근
④	측정치들과 평균치와의 편차에 대한 절댓값의 평균
⑤	표준편차를 산술평균으로 나눈 값
⑥	개체값과 산술평균값의 차를 제곱한 합계를 총 수로 나눈 것

answer ① 범위 / ② 사분 편차 / ③ 표준 편차 / ④ 평균 편차 / ⑤ 변이계수 / ⑥ 분산

(1) 정규분포의 특징★★★

① 종을 엎어 놓은 것 같이 되는 분포
② 평균치가 중앙에 있는 분포
③ 산술평균, 최빈값, 중앙값이 모두 동일
④ 평균(μ)을 중심으로 좌우 대칭인 종 모양
⑤ 표준편차(σ)가 작은 경우 종 높이가 높아지는 대신 폭이 좁아지며, 큰 경우 높이가 낮아지는 동시에 폭이 넓어지게 됨
⑥ 면적은 항상 1(100%)
⑦ T분포보다 중심부분이 높음(T분포 : 표본의 크기가 작을 때 사용하는 분포)
⑧ 모든 정규분포는 표준 정규분포(μ=0, σ=1)로 고칠 수 있음

(2) 편포★

①	②
오른쪽에 꼬리를 가진 분포	왼쪽에 꼬리를 가진 분포
평균 > 중앙값 > 최빈값	평균 < 중앙값 < 최빈값
M_0 M_e M	M M_e M_0

answer ① 정적편포 / ② 부적편포

(3) 정규분포의 신뢰 구간과 신뢰도

① $\mu \pm 1\sigma$ =68%

② $\mu \pm 2\sigma$ =95.4%

③ $\mu \pm 3\sigma$ =99.7%

④ 표본의 크기가 클수록 신뢰 구간의 폭은 좁고 신뢰도는 높아진다.

Theme 08 타당도

실제 모수를 얼마나 정확하게 관찰하는지를 의미하는 개념

①	연구참여집단에서 얻어진 추론을 연구 모집단에까지 적용하는 것이 타당한지에 관련되는 개념
②	해당 연구 모집단에 대한 추론을 보다 광범위한 인구 집단, 즉 표적 집단에 일반화하는 것이 가능한지에 관련된 개념

answer ① 내적 타당도 / ② 외적 타당도

 Theme 09 상관관계 분석과 연구자료 분석 방법

(1) 상관관계 분석★

① 상관관계(r) : 어떤 모집단에서 2개의 변수 간에 한쪽 값이 변함에 따라 다른 한쪽이 변하는 관계
② r=1 또는 r=−1일 때는 완전상관, r=0.5 또는 r=−0.5일 때는 불완전상관, r=0일 때는 무상관

(2) 기타 분석방법

①	한 변수(X)로 다른 변수(Y)를 예측하는 모형을 만드는 것으로 두 변수 간의 상관관계가 높을수록 보다 더 정확하게 예측할 수 있음. **예** 시간과 기억력 사이의 관계 ① 단순회귀 분석 : 하나의 독립변수와 하나의 종속변수 사이의 관계를 분석하는 기법 ② 중회귀 분석 : 여러 독립변수들이 종속변수에 어떤 영향을 미치는가를 파악하는 기법
②	명목척도로 측정된 두 변수 사이가 서로 관계가 있는지 독립인지를 판단하는 검정법 **예** 첫 출산 시 나이와 유방암 발병 사이의 상호 관련성
③	모집단의 속성을 알기 위하여 모집단에서 추출된 표본의 통계값인 평균과 연구자의 이론적 혹은 경험적 배경에서 얻은 특정 값을 비교하는 검정법
④	등간척도나 비율척도로 측정된 서로 독립인 두 집단의 평균을 비교하는 분석법 **예** 남자아이의 출생 시 체중과 여자아이의 출생 시 체중을 비교
⑤	등간척도나 비율척도로 측정된 서로 독립인 두 집단 이상의 평균을 비교하는 분석법

answer ① 회귀분석 / ② 카이제곱검정 / ③ Z검정 / ④ T검정 / ⑤ F검정(분산분석)

Theme 10 표준화율

직접 표준화법	(1) 표준인구를 택하여 이 표준인구가 나타내는 연령분포를 비교하고자 하는 군들의 연령별 특수발생률에 적용하는 방법 (2) 반드시 알아야 할 내용 • 표준인구의 연령별 인구구성 • 표준인구의 연령별 특수발생률 • 비교하고자 하는 군의 연령별 특수발생률 (3) 직접 표준화 율 = (기대 발생 수 총합 / 표준인구) × 단위인구
간접 표준화법★	(1) 비교하고자 하는 한 군의 연령별 특수발생률을 알 수 없거나, 대상인구 수가 너무 적어서 안정된 연령별 특수발생률을 구할 수 없는 경우에 사용 (2) 반드시 알아야 할 내용 • 표준인구의 연령별 특수발생률 • 비교하고자 하는 군의 연령별 인구구성 • 비교하고자 하는 군의 총 발생수 ③ 표준화 사망비 = 어떤 집단에서 관찰된 총 발생수 / 이 집단에서 예상되는 총 기대 발생수

 Theme 11 도수분포표

(1) 정의 : 주어진 자료를 몇 개의 계급으로 나누고, 각 계급에 속하는 도수를 조사하여 나타낸 표

(2) 작성 순서

① 가제목을 정한다.
② 자료의 수(N)를 센다.
③ 자료의 범위(R)를 구한다. 자료의 범위란 자료의 최댓값과 최솟값을 말한다.
④ 계급의 수(10~20 혹은 10 전후)를 정한다. 계급의 수는 자료의 크기에 따라 결정된다.
⑤ 계급 구간을 정해 급의 상한과 하한을 정한다. 급의 하한은 가장 중요한 것으로 측정치의 최솟값이 그 급의 중간값이 되거나 중간값에 가까운 값 중에서 택한다.
⑥ 각 계급 구간에 속하는 도수를 파악한다.
⑦ 상대도수를 구한다.
⑧ 누적 도수와 누적 상대 도수를 구한다.
⑨ 제목을 확정한다.

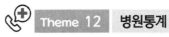 **Theme 12** 병원통계

평균 재원일수	기간 중 퇴원한 환자들이 평균 며칠씩 재원했는지를 나타내는 수
병상 이용률★	가동되는 병상이 실제 환자에 의해 이용된 비율로 병원의 인력 및 시설의 활용도를 간접적으로 알 수 있음
병상 회전간격	환자 퇴원 후 다음 환자가 입원할 때까지 병상이 평균적으로 유휴상태에 있는 기간(평균 유휴일수)을 의미하며 병상 회전간격이 짧을수록 병상이용률이 높음을 의미
병상 회전율	일정기간 내에 한 병상을 통과해 간 평균환자 수

 Theme 13 자료 수집 방법

2차 자료 ★	개념	연구가 아닌 다른 목적으로 수집되거나 신고 보고되고, 조사된 자료 중 연구자가 역학 연구에 활용하는 자료로 인구자료와 사망자료, 건강보험자료, 병원자료, 감염병 신고자료, 등록 자료와 중앙과 지방정부가 시행하는 국민건강조사 등이 있다.
	인구자료	① 인구주택총조사 : 5년마다 시행되며 조사 시점에 대한민국의 모든 내 외국인과 이들이 사는 거처가 조사 대상이다. 통계청 홈페이지에 접속하여 자료를 얻는다. ② 주민등록인구통계 : 매월 말일 기준으로 주민등록부에 등재된 내용을 동·읍·면 단위까지 제공하고 있다. 행정자치부 홈페이지에 접속하여 통·반·리 단위까지 10세 간격, 5세 간격, 1세간격으로 성별 인구수를 내려받을 수 있다.
	사망자료	① 양적 특성을 나타내는 지표 : 일반사망률, 연령별 사망률, 특수사망률, 영아 사망률 ② 질적 특성을 나타내는 지표 : 질병별 특수사망률, 원인별 특수사망률
	상병자료	① 건강보험 자료 ② 직장 자료 ③ 병원 자료 ④ 신고 자료 ⑤ 등록 자료 ⑥ 건강조사 자료 : 국민건강영양조사, 청소년건강행태온라인조사, 지역사회 건강조사, 정신질환실태 역학조사, 국민구강건강실태조사
1차 자료	개념	연구를 목적으로 연구자가 직접 수집한 자료

PART
04

모자보건과 가족계획

Theme 01 　모자보건사업의 대상자

임산부★	임신 중에 있거나 분만 후 (①) 미만의 여자	
영유아	출생 후 (②)년 미만의 자	
신생아	출생 후 (③)일 미만의 영유아	
미숙아	신체의 발육이 미숙한 채로 출생한 영유아	
	임신 (④)주 미만 출생아 또는 출생 시 체중이 (⑤) g 미만인 영유아로서 보건소장 또는 의료기관의 장이 임신 37주 이상의 출생아 등과는 다른 특별한 의료적 관리와 보호가 필요하다고 인정하는 영유아	
선천성 이상아	선천성 기형 또는 변형이 있거나 염색체에 이상이 있는 영유아	
모성★	모자보건법	임산부와 가임기 여성을 말함
	광의 개념	제2차 성징이 나타나는 생식기에서 폐경기(15~49세)까지 모든 여성의 보건관리
	협의 개념	임신, 분만, 산욕기, 수유기(출산 후 6개월까지)의 여성 대상으로 하는 보건관리
영유아★	모자보건법	출생 후 6년 미만인 사람을 말함
	광의 개념	출생~사춘기(18세 이하)에 이르는 남녀
	협의 개념	출생 후~학령 전 아동

answer ① 6개월 / ② 6 / ③ 28 / ④ 37 / ⑤ 2,500

Theme 02 　모자보건의 중요성

(1) 대상인구가 전체 국민의 약 60%를 차지
(2) 다른 연령층에 비해 건강상 취약계층
(3) 비용–효과 면에서 효율적
(4) 모성과 아동의 건강은 다음 세대의 인구자질에 영향을 줌
(5) 생애주기별 단계로 볼 때 국민건강 육성의 기초

Theme 03　모자보건지표★★★

①	(연간 총 출생수/연 중앙인구)×1,000
②	{같은 기간 내 총 출산 수 / 중앙가임연령(15~44세 또는 49세) 여성인구} × 1,000
③	한 명의 여자가 일생동안 총 몇 명의 아이를 낳는가를 나타내는 지수
④	한 여성이 일생동안 여아를 몇 명 낳는가에 대한 지수
⑤	연령별 여성의 사망률을 적용해 재생산을 계산한 것
⑥	0~4세 인구 / 가임연령층 여성인구

answer ① 조출생률 / ② 일반출산율 / ③ 합계출산율 / ④ 총재생산율 / ⑤ 순재생산율 / ⑥ 모아비

Theme 04　모성건강관리

혼전관리	혈액검사	혈액형 검사, 혈색소 측정, 기본 혈액검사, B형간염 항원검사
	소변검사	단백뇨, 당뇨
	성병검사	임질검사, 매독혈청 반응검사, AIDS
	기타 검사	흉부 X-선 검사(결핵), 심전도
		신체 계측과 전신 소견
		성기의 진단 및 정액검사(남자)
		월경력 및 기초체온 측정(여자)
		구강, 시력, 색맹, 기타 안과질환
		유전질환

산전관리★★

(1) 정기적인 산전 관리(모자보건법 시행규칙 제5조 제1항)★★

임신 28주까지	①
임신 29주에서 36주까지	②
임신 37주 이후	③

특별자치시장·특별자치도지사 또는 시장·군수·구청장은 임산부가 「장애인복지법」에 따른 장애인인 경우, 만 35세 이상인 경우, 다태아를 임신한 경우 또는 의사가 고위험 임신으로 판단한 경우에는 건강진단 횟수를 넘어 건강진단을 실시할 수 있음

(2) 산전 관리 기본검사

임신진단	소변검사
임신 8~12주	모성 검사(혈액 및 소변), 풍진항체 검사
임신 15~20주	기형아 검사(퀴드테스트), 초음파
임신 24~28주	임신성 당뇨검사

(3) 임산부 철분제 및 엽산제 지원

철분제	임신 (❹)개월부터 1인 5개월분을 지원
엽산제	임신 초기부터 12주까지 1인 최대 (❺)개월분을 지원

answer ① 4주마다 1회 / ② 2주마다 1회 / ③ 1주마다 1회 / ④ 5 / ⑤ 3

산욕기 관리	⑥	산후체조 : 심호흡동작부터 권장
	⑦	목욕이 가능(가벼운 샤워는 퇴원 후부터 가능)
	⑧	외출
	⑨	전면적인 가사로의 복귀
	⑩	산후진찰 시기
	⑪	산후진찰을 받아본 후 성생활을 권장

answer ⑥ 1주일 후부터 / ⑦ 3~4주 / ⑧ 4주 후 / ⑨ 6주 후 / ⑩ 6주~8주 / ⑪ 6~8주 후

CHECK Point 🔍 **인공 임신중절수술의 허용한계(모자보건법 제14조)★**

① 의사는 다음 각 호의 어느 하나에 해당되는 경우에만 본인과 배우자(사실상의 혼인관계에 있는 사람을 포함)의 동의를 받아 인공 임신중절수술을 할 수 있다.
  1. 본인이나 배우자가 대통령령으로 정하는 우생학적 또는 유전학적 정신장애나 신체 질환이 있는 경우
  2. 본인이나 배우자가 대통령령으로 정하는 전염성 질환이 있는 경우
  3. 강간 또는 준강간에 의하여 임신된 경우
  4. 법률 상 혼인할 수 없는 혈족 또는 인척 간에 임신된 경우
  5. 임신의 지속이 보건의학적 이유로 모체의 건강을 심각하게 해치고 있거나 해칠 우려가 있는 경우

> **인공 임신중절수술의 허용한계(모자보건법 시행령 제15조)★**
> ① 법 제14조에 따른 인공 임신중절수술은 임신 (①)주일 이내인 사람만 할 수 있다.
> ② 법 제14조 제1항 제1호에 따라 인공 임신중절수술을 할 수 있는 우생학적 또는 유전학적 정신장애나 신체 질환은 연골무형성증, 낭성섬유증 및 그 밖의 유전성 질환으로서 그 질환이 태아에 미치는 위험성이 높은 질환으로 한다.
> ③ 법 제14조 제1항 제2호에 따라 인공 임신중절수술을 할 수 있는 전염성 질환은 풍진, 톡소플라즈마증 및 그 밖에 의학적으로 태아에 미치는 위험성이 높은 전염성 질환으로 한다.

answer ① 24

CHECK Point 🔍 **모자보건법 시행령 제16조(건강진단 및 예방접종 등)★**

② 건강진단은 「의료법」 제3조에 따른 의료기관 및 「지역보건법」 제2조제1호에 따른 지역보건의료기관에서 다음 각 호의 구분에 따라 실시한다. 이 경우 건강진단 항목에는 한센병 등 전염성 피부질환, 장티푸스, 폐결핵 및 잠복결핵이 포함되어야 한다.
  1. 산후조리업자 또는 산후조리원에 근무하는 사람: 연 1회 이상 실시. 다만, 잠복결핵에 대한 건강진단은 산후조리업을 하는 기간 또는 산후조리원에 근무하는 기간 동안 한 번만 받으면 그 기준을 충족한 것으로 본다.
  2. 산후조리업 신고를 하려는 자 또는 산후조리원에 근무하려는 사람: 신고 또는 근무하기 전 1개월 이내에 실시
③ 법 제15조의 5 제1항에 따른 예방접종(이하 "예방접종"이라 한다)을 받아야 하는 사람으로서 같은 항 제3호에 해당하는 사람은 산후조리원에 근무하거나 근무하려는 「의료법」 제2조에 따른 의료인 또는 같은 법 제80조에 따른 간호조무사로 한다.

④ 예방접종은 다음 각 호의 구분에 따라 실시한다.
  1. 인플루엔자 예방접종: 연 1회 실시
  2. 백일해(百日咳) 예방접종: 산후조리원에 근무하기 2주 전까지 실시

CHECK Point 🔍 **신생아 아프가 점수(Apgar score)**★

아기의 5가지 특징에 대해 각각 0~2점을 준다. 5분 시점에서 총 점수가 7~10이면 정상, 4~6은 중간, 0~3은 낮은 것으로 간주.

	약어	0점	1점	2점
피부색	외관(A)	전체 청색, 창백	분홍색 몸통, 청색의 손과 발	전체 분홍색
심박수	맥박(P)	맥박 부재	분당 100회 박동 미만	분당 100회 박동 이상
코자극에 대한 반사반응	찡그림(G)	자극에 대한 무반응	찡그림	재채기, 기침
근긴장	활동성(A)	축 늘어짐, 움직임 부재	팔과 다리의 약간의 구부림	활발히 움직임
호흡	호흡(R)	호흡 부재	불규칙적, 느림	힘찬 울음

Theme 05 영유아의 보건관리

건강평가★ (모자보건법)	신생아		①
	영유아	출생 후 1년 이내	②
		1년~5년	③
이유식의 시작	백일 이후 체중이 6~7kg(출생할 때의 2배)되었을 때 시작		
미숙아의 건강관리	① 보온(실내온도) : 30~32℃, 습도 : 55~60% ② 영양 공급 ③ 감염 예방 ④ 호흡관리		

answer ① 수시로 / ② 1개월마다 1회 / ③ 6개월마다 1회

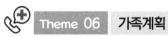 **Theme 06** **가족계획**

(1) 이상적인 조건

피임효과	절대적으로 확실해야 함
안전성	육체적 · 정신적으로 무해하고 성생활에 지장이 없어야 하고 피임에 실패했더라도 태아에게 악영향을 주지 말아야 함
복원성	임신을 원할 때는 언제라도 임신이 가능해야 함
수용성	모든 사람이 사용할 수 있어야 하며 성감에 해를 주지 않아야 함
경제성	비용이 적게 들고 구입이 쉬워야 함
간편성	사용하기 편리하며 사용방법이 쉬워야 함

(2) 일시적 피임방법

자연적 출산 조절법	①		월경 주기 일수에 상관없이 다음 월경 시작 전 12~19일간을 임신 가능기로 보는 것으로 이 방법은 월경 주기가 규칙적이어야 사용할 수 있음
	②		아침에 잠이 깬 후 안정상태에서 기초 체온을 측정해 배란일을 예측하는 방법으로, 배란기는 저온기에서 고온기로 이행하는 시기(0.2~0.3℃ 또는 0.5℉상승)이므로 체온이 약간 오른 후 72시간까지가 임신 가능한 시기
	③		일반적으로 수정형 점액이 나온 마지막 날로부터 24시간 후 배란이 됨
		불수정형 점액	희거나 누런색이고 가루 같거나 끈적한 양상이고 축축한 느낌
		수정형 점액	곧 배란이 될 것을 알리는 것으로 에스트로겐의 영향으로 맑고 미끄러우며 잘 늘어나는 날계란의 흰자위 양상. 수정형 점액은 정자 진입에 유리
콘돔			남자용으로 정자의 질 내 진입을 방지
경구피임약 (복합 피임제)			세계적으로 가장 많이 사용하는 방법으로, 배란억제 및 자궁경부의 점액을 끈끈하게 하여 정자가 자궁경부를 통과하여 자궁으로 들어가는 것을 방지하며, 자궁 내의 착상을 방해
자궁내 장치(IUD)			피임장치가 자궁 속 환경을 변화시켜 수정된 난자의 착상을 방지하고 정자의 운동성을 저하시킴. 적기는 월경주기의 첫 (④)일이며, 월경 시작일로부터 (⑤)일 이내도 가능

answer ① 월경주기법(오기노씨법) / ② 기초체온법 / ③ 점액관찰법 / ④ 5 / ⑤ 10

PART
05

인구와 보건

Theme 01 인구의 개요

(1) **개념** : 일정한 기간 내에 일정 지역에 생존하는 인간집단(시간 · 공간 공동체적 의미)

(2) **인구의 종류**

① 이론적 인구

①	인구이동(전 · 출입)이 전혀 없고 단순히 출생과 사망의 수적인 변동만 일어나고 있는 상태의 인구
②★★	어느 지역 인구의 성별, 각 연령별 사망률과 가임여성의 연령별 출생률이 변하지 않고 오랫동안 지속되면(보통 250~400년) 인구규모는 변하지만, 인구구조는 변하지 않고 일정한 인구를 유지하는 안정 인구가 됨
③	출생률과 사망률이 같아 인구의 자연성장률이 0인 경우로 인구분포 및 인구규모가 변하지 않는 인구
④	연령별 출생률만이 일정하게 유지된다는 조건하에서 나타나는 이론적 인구
⑤★	인구와 자원과의 관련성에 근거한 이론으로 주어진 여건 속에서 최대의 생산성을 유지하여 최고의 생활수준을 유지할 수 있는 인구를 말함. 이는 플라톤에 의해 제시되었고, Cannon에 의해 이론화됨

answer ① 폐쇄인구 / ② 안정인구 / ③ 정지인구 / ④ 준안정인구 / ⑤ 적정인구

② 귀속별(실제적) 인구

①	인구조사에서 조사 당시 해당 지역 내에 실제로 존재하는 인구 수를 말함
②	인구조사 당시의 소재에 상관없이 통상적으로 거주하고 있는 인구 수로, 즉 특정한 관찰시각과 특정한 지역에 주소를 둔 인구집단을 의미
법적인구	호적법에 의한 본적지 인구, 선거법에 따른 유권자 인구, 조세법에 따른 납세인구를 의미
종업지 인구	어떤 일에 종사하고 있는 장소에 결부시켜 분류한 인구를 말함

answer ① 현재인구 / ② 상주인구

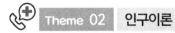

인구 억제책
(1) **적극적 억제책** : 전쟁, 기근, 전염병, 유아 살해, 천재지변 등
(2) **소극적 억제책** : 만혼, 도덕적 억제, 피임, 동성애 등

①			인구가 기하급수적으로 증가하게 되나 식량은 산술급수적으로 증가되므로 인간의 생존을 위하여 인구의 증가 억제가 필요하다고 주장. 억제하는 방법으로 도덕적 억제 주장(자녀 부양능력 있을 때까지 만혼 주장, 피임 반대)	
②			Francis Place가 주장하였으며 만혼을 반대하고 피임에 의한 산아제한을 주장	
인구 전환 이론	Notestein과 Thompson의 분류	제1기	고잠재적 성장단계 ③	① 출생률과 사망률이 모두 높으므로 인구의 증가는 사실상 제한된 범위 안에서만 일어남 ② 산업화가 시작되면 사망률이 떨어지며, 평균수명도 길어짐 ③ 높은 영아사망률이 특징으로 현재 전 세계인구의 약 1/5이 이 시기에 있다고 봄
		제2기	과도기적 성장단계 ④	① 높은 출생률과 의학의 발달, 환경위생의 향상으로 낮은 사망률을 보여 급속한 인구증가가 나타남. 인구변천단계라고도 함 ② 사망률 저하의 원인 : 살충제의 대량사용, 항생제 출현, 보건행정의 발달, 식량수급의 원활 등이 있음 ③ 현재 전 세계인구의 약 3/5이 이 시기에 있다고 봄
		제3기	인구감소의 시작단계 ⑤	① 출생률과 사망률이 다같이 낮아지는 단계 ② 현재 전 세계 인구의 약 1/5이 이 시기에 있다고 봄
	Blacker의 분류	제 1단계	고위 정지기, 다산다사 ⑥	중부아프리카 지역의 국가들과 같은 후진국들이 이에 속함
		제 2단계	초기 확장기, 다산감사 ⑦	경제개발 초기에 있는 대부분 아시아 국가들의 인구형태
		제 3단계	후기 확장기, 감산소사 ⑧	산업의 발달과 핵가족의 경향이 있는 국가들의 인구형태
		제 4단계	저위 정지기, 소산소사 ⑨	이탈리아, 중동, 구소련 등의 인구형태
		제 5단계	감퇴기 ⑩	① 출생률이 사망률보다 낮아져서 인구가 감소하는 형태로 북유럽, 북아메리카, 일본, 뉴질랜드 등의 나라들이 이에 속함 ② 우리나라는 2022년 현재, 5단계에 분류된다.

answer ① Malthus의 인구론 / ② Neo-Malthusism / ③ 다산다사형 / ④ 다산소사형 / ⑤ 소산소사형 / ⑥ 인구정지형 / ⑦ 인구증가형
⑧ 인구성장둔화형 / ⑨ 인구증가정지형 / ⑩ 감퇴기

정태통계	개념	시시각각 변동하는 인구의 어떤 특정한 순간의 상태를 말하며 인구의 크기, 구성 및 성격을 나타내는 통계
	종류	(1) 성별 인구에 관한 통계 (2) 연령별 인구에 관한 통계 (3) 인구밀도에 관한 통계 (4) 농촌 및 도시별 인구에 관한 통계 (5) 인종별 인구에 관한 통계 (6) 교육정도별 인구에 관한 통계 (7) 직업 및 직종별 인구에 관한 통계 (8) 결혼상태별 인구에 관한 통계
	자료원	(1) 국세조사 및 사후표본조사, 연말 인구조사 (2) 주민등록부 등의 공적기록에 의해 산출되는 정태통계 (3) 기존의 통계자료를 분석해서 얻어지는 인구추계 등
동태통계	개념	일정기간에 있어서 인구가 변동하는 상황
	종류	(1) 결혼 및 이혼에 관한 통계 (2) 인구증감에 관한 통계 (3) 출산에 관한 통계 (4) 사망에 관한 통계 (5) 인구이동에 관한 통계
	자료원	출생, 사망, 이동 및 혼인 등의 신고를 통하여 나타난 통계

국세조사(인구 Census)
어떠한 시점에서 일정 지역에 거주하거나 머물러 있는 사람 모두에 대한 특정정보를, 개인단위별로 수집하는 정기적인 조사를 의미. 우리나라에서도 매 10년마다 정기적으로 실시되고 있으며 그 중간에 간이 국세조사가 시행되기도 함
(1) 국세조사를 세계 최초로 실시한 나라 : (①)(1749)
(2) 근대적 의미의 국세조사를 실시한 나라 : (②)(1790)
(3) 한국의 최초 국세조사 : (③)년 10월 1일

answer ① 스웨덴 / ② 미국 / ③ 1925

Theme 04 생정 통계

인구통계	①	조출생률 − 조사망률 {(연간 출생수 − 연간 사망수) / 인구} × 1,000
	②	{(자연증가 + 사회증가) / 인구} × 1,000 * 자연증가 = 출생 − 사망 * 사회증가 = 유입인구 − 유출인구
	③	70 / 자연증가율
	④	(출생수 / 사망수) × 100
사망률	⑤	한 지역사회의 사망수준을 가장 간단히 표시해주는 지수로, 국가 간 또는 지역 간 건강 비교에 가장 많이 사용하고 있지만 인구의 연령구조나 사망의 연령분포를 고려치 않기 때문에 연령구조가 다른 2개 이상 사회들 간의 사망수준 비교는 어려움
	⑥	(어떤 연령군의 1년간 사망자 수 / 어떤 연령군의 연 중앙인구 수) × 1,000
	⑦	(한 특성에 의한 사망자 수 / 연간 총사망자 수) × 1,000
	⑧	(그 해 50세 이상 사망자 수 / 연간 총사망자 수) × 1,000
	⑨	(같은 해 특정원인으로 인한 사망자 수 / 중앙인구) × 1,000
성비	(1) 남녀인구의 균형상태를 나타내는 지수로, 여자 100에 대한 남자의 수를 말함 　　남자 수 / 여자 수 × 100(가장 이상적인 성비는 100으로 보고 있음) (2) 성비에 직접적인 영향을 주는 요인 : 사망수준, 사망률의 남녀별 차이, 인구 이동 (3) 종류	

1차 성비	(⑩) 성비, 110
2차 성비	(⑪) 성비, 105
3차 성비	(⑫) 성비, 101

부양비와 노령화 지수	⑬	{(0~14세인구수 + 65세 이상 인구수)/15~64세 인구} × 100
	⑭	(0~14세인구수/15~64세 인구수) × 100
	⑮	(65세 이상 인구수/15~64세 인구수) × 100
	⑯★	(65세 이상 인구 / 0~14세 인구) × 100

answer ① 조자연증가율 / ② 인구증가율 / ③ 인구배가시간 / ④ 동태지수 / ⑤ 조사망률 / ⑥ 연령별사망률 / ⑦ 비례사망률(PMR)
　　　　⑧ 비례사망지수(PMI) / ⑨ 원인별 특수사망률 / ⑩ 태아 / ⑪ 출생시 / ⑫ 현재 / ⑬ 총 부양비 / ⑭ 유년부양비
　　　　⑮ 노년부양비 / ⑯ 노령화지수

Theme 05 생명표★★

개념	• 현재의 사망수준이 그대로 지속된다는 가정(연령별 사망률 불변)하에, 어떤 출생 집단이 연령이 많아짐에 따라 소멸되어 가는 과정을 정리한 표 • 보건 · 의료정책 수립, 보험료율, 인명피해 보상비 산정 등에 활용되며, 장래 인구 추계 작성, 국가 간 경제 · 사회 · 보건 수준 비교에 널리 이용

구성요소	생존 수(Lₓ)	x 세에 달할 때까지 살아남을 것으로 기대되는 수
	사망 수(Dₓ)	$x+1$세가 되기 전에 사망하는 수
	생존율(Pₓ)	x세에서의 생존율
	사망률(Qₓ)	x세에서의 사망률
	사력	x세에 도달한 자가 그 순간에 사망할 수 있는 확률
	평균 여명(Eₓ)	몇 년간 생존할 수 있는가 하는 연 수
전제조건		① 동시발생 집단의 출생 수를 10만 명으로 고정 ② 폐쇄인구로 가정한다. 즉, 출생부터 전원 사망까지 인구이동이 없는 것으로 간주 ③ 연령별 사망률은 불변 ④ 성별로 구분하여 작성

 Theme 06 인구구조의 유형★★

개념		(1) 일정한 지역 내 인구의 연령과 성별 구성을 동시에 보여주는 방법 (2) 수직 축을 중심으로 남자와 여자의 연령 집단별로 인구의 절대 수나 비율에 따라 남자는 왼쪽에, 여자는 오른쪽에 그려 넣으며 아래쪽에서 위쪽으로 올라갈수록 고연령층을 도수별로 그려 넣는 인구도수 분포표
정형화된 유형	피라미드형	① 고출생, 고사망, 다산다사형, 증가형, 발전형, 원시형 ② 0~14세 인구 (**①**) (50세 이상 인구 × 2)
	종형	① 저출생, 저사망, 소산소사형, 선진국형, 인구정지형, 아형 ② 출생률과 사망률이 낮은 선진국 유형 ③ 0~14세 인구 (**②**) (50세 이상 인구 × 2) ④ 노인인구의 비중이 많아짐에 따라 노인문제가 야기될 수 있음
	항아리형	① 단지형, 감퇴형, 방추형 ② 사망률이 낮고 정체적이지만 출생률이 사망률보다 낮아 인구감퇴형 ③ 0~14세 인구 (**③**) (50세 이상 인구 × 2)
지역특성에 따른 유형	**④**	① 도시형, 성형, 유입형 ② 생산연령층 인구가 전체 인구의 50%를 넘는 도시형 ③ 15~49세 인구 > 전 인구의 1/2
	⑤	① 기타형, 표주박형, 농촌형, 유출형 ② 생산연령층 인구의 유출이 많은 농촌형 ③ 15~49세 인구 < 전 인구의 1/2
우리나라 인구구조의 변화		(1) 1960년까지는 전형적인 피라미드형에서 1985년 이후 도시화, 핵가족화, 소가족화와 정부의 가족계획사업으로 인해 종형의 인구구조를, 1990년 이후는 항아리형의 인구구조를 나타냄 (2) 2000년에는 밀레니엄의 영향으로 출생 수가 다소 증가하였지만 점차적으로 저출산 고령화로 인해 2022년 현재, 감퇴기로 분류됨

answer ① > / ② = / ③ < / ④ 별형 / ⑤ 호로형

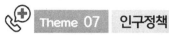 **Theme 07** 인구정책

인구정책의 분류	①	① 출산조절을 위한 가족계획사업, 사회경제적 지원 ② 사망 및 인구자질을 위한 보건사업 ③ 인구분산 정책 및 이민사업 등의 인구이동정책
	②	인구변동으로 인한 식량, 주택, 교육, 고용, 소득, 자원 등의 문제를 해결하고 경제 및 사회개발을 통하여 인구증가에 대처하는 정책
인구정책의 변천	출산억제 정책기 (1962~1995)	가족계획사업을 중심으로 범국민운동을 전개. 이 정책의 성공적인 결과로 인해 1988년 합계출산율이 2.1명인 저출산 사회가 되었음
	인구자질 향상 정책기 (1996~2003)	1996년부터 인구증가 억제정책을 인구자질 및 복지정책으로 전환. 그렇지만 합계출산율은 계속 저하되어 2003년에는 1.18명, 그 후 2005년에는 1.08명으로 세계에서 가장 낮은 수준
	출산장려 정책기 (2004~)	정부에서는 2005년 저출산 고령사회 기본법을 제정하고 저출산 현상을 극복하고 고령화 인구로 인한 사회적 문제를 해결하기 위해 저출산·고령화 대책을 세우기에 이름

answer ① 인구조정정책 / ② 인구대응정책

 Theme 08 저출산·고령화 사회

(1) UN이 제시한 인구의 유형

유년 인구국	65세 이상 노인이 전체인구에서 차지하는 비중이 (①) % 미만인 나라
성년 인구국	65세 이상 노인이 전체인구에서 차지하는 비중이 (②) % 미만인 나라
노년 인구국	① 고령화 사회 : 65세 이상 노인이 전체인구에서 차지하는 비중이 (③) % 이상인 나라 ② 고령 사회 : 65세 이상 노인이 전체인구에서 차지하는 비중이 (④) % 이상인 나라 ③ 초고령 사회 : 65세 이상 노인이 전체인구에서 차지하는 비중이 (⑤) % 이상인 나라

answer ① 4 / ② 4~7 / ③ 7 / ④ 14 / ⑤ 20

(2) 한국의 저출산 · 고령화의 특성

① 파격적인 고령화 속도

② 고령화의 지역별 편차

③ 저출산과 결부된 노동력의 감소와 부양부담의 상승

(3) 저출산 · 고령사회 대응을 위한 국가 실천전략

① 제1차 저출산 · 고령사회 기본계획(2006~2010) '새로마지플랜 2010' : 출산 양육에 유리한 환경 조성
    및 고령사회 대응기반 구축
② 제2차 저출산 · 고령사회 기본계획(2011~2015) '새로마지플랜 2015' : 점진적 출산율 회복 및 고령사
    회 대응체계 확립
③ 제3차 저출산 · 고령사회 기본계획(2016~2020) '브릿지 플랜 2020' 수립
④ 제4차 저출산 고령사회 기본계획(2021~2025)

〈제4차 저출산 · 고령사회 기본계획의 정책체계도〉

비전	모든 세대가 함께 행복한 지속 가능 사회		

⇑

목표	개인의 삶의 질 향상	성평등하고 공정한 사회	인구변화 대응 사회 혁신

⇑

추진전략	1. 함께 일하고 함께 돌보는 사회 조성	2. 건강하고 능동적인 고령사회 구축
	• 모두가 누리는 워라밸 • 성평등하게 일할 수 있는 사회 • 아동돌봄의 사회적 책임 강화 • 아동기본권의 보편적 보장 • 생애 전반 성 · 재생산권 보장	• 소득공백 없는 노후생활보장체계 • 예방적 보건 · 의료서비스 확충 • 지역사회 계속 거주를 위한 통합적 돌봄 • 고령친화적 주거환경 조성 • 존엄한 삶의 마무리 지원
	3. 모두의 역량이 고루 발휘되는 사회	4. 인구구조 변화에 대한 적응
	• 미래 역량을 갖춘 창의적 인재 육성 • 평생교육 및 직업훈련 강화 • 청년기 삶의 기반 강화 • 여성의 경력유지 및 성장기반 강화 • 신중년의 품격 있고 활기찬 일 · 사회참여	• 다양한 가족의 제도적 수용 • 연령통합적 사회 준비 • 전 국민 사회안전망 강화 • 지역상생 기반 구축 • 고령친화경제로의 도약

⇑

추진체계	• 연도별 중앙부처 · 지자체 시행계획 수립 • 중앙 · 지자체 인구문제 공동대응 협의체 운영 등 중앙 · 지역 거버넌스 구축

PART 06

학교보건 및 보건교육

06 학교보건과 보건교육

 Theme 01 **학교보건의 중요성★★**

(1) 학교보건 대상자의 범위가 큼(인구의 (①) %)
(2) 학생들은 학교라는 한 장소에 모여 있으므로 유리한 여건을 내포 → 사업의 제공이 용이
(3) 건강관리 중 가장 중요한 것은 보건교육. 학교에서는 교과과정 중 보건교육을 충분히 통합해 운영할 수가 있음
(4) 학생시절은 건강행위를 위한 습관형성 시기로 이 시기에 형성된 건강습관은 일생동안 지속되어, 건강한 성인으로 성장이 가능
(5) 학교보건사업의 효과는 가족에게까지 파급이 가능
(6) 학교는 지역사회 중심체로서의 역할을 함
(7) 감염에 대한 저항력이 약한 학령기의 집단생활은 감염병 발생의 근원이 됨
(8) 학령기는 성장발달 시기로 질병을 조기 발견하여 불구를 예방하고 적은 경비로 큰 성과를 올릴 수 있는 시기임
(9) 교직원은 그 지역의 지도적 입장에 있고, 항상 보호자와 접촉하므로 교직원이 먼저 보건에 관한 지식을 습득하고 이것을 생활화함으로써 지역사회의 모범이 될 수 있음

answer ① 26

 Theme 02 **보건교사의 배치기준(학교보건법 시행령 제23조)★**

학교보건법 제15조(학교에 두는 의료인·약사 및 보건교사)
① 학교에는 대통령령으로 정하는 바에 따라 학생과 교직원의 건강관리를 지원하는 「의료법」 제2조제1항에 따른 의료인과 「약사법」 제2조제2호에 따른 약사를 둘 수 있다. 〈개정 2012. 1. 26.〉
② 학교(「고등교육법」 제2조 각 호에 따른 학교는 제외한다. 이하 이 조 및 제15조의2에서 같다)에 제9조의2에 따른 보건교육과 학생들의 건강관리를 담당하는 보건교사를 두어야 한다. 다만, 대통령령으로 정하는 일정 규모 이하의 학교에는 순회 보건교사를 둘 수 있다. 〈개정 2021. 6. 8.〉
③ 제2항에 따라 보건교사를 두는 경우 대통령령으로 정하는 일정 규모 이상의 학교에는 2명 이상의 보건교사를 두어야 한다.

> **시행령 제23조(학교에 두는 의료인·약사 및 보건교사)**
> ① 삭제 〈2021. 12. 9.〉
> ② 법 제15조제1항에 따라 학교에 두는 의료인·약사는 학교장이 위촉하거나 채용한다. 〈개정 2021. 12. 9.〉
> ③ 법 제15조제3항에서 "대통령령으로 정하는 일정 규모 이상의 학교"란 (①)학급 이상의 학교를 말한다. 〈신설 2021. 12. 9.〉

answer ① 36

Theme 03 학교보건인력의 직무

보건교사 ★★	(1) 학교보건계획의 수립
	(2) 학교 환경위생의 유지 · 관리 및 개선에 관한 사항
	(3) 학생과 교직원에 대한 건강진단의 준비와 실시에 관한 협조
	(4) 각종 질병의 예방처치 및 보건지도
	(5) 학생과 교직원의 건강관찰과 학교의사의 건강상담, 건강평가 등의 실시에 관한 협조
	(6) 신체가 허약한 학생에 대한 보건지도
	(7) 보건지도를 위한 학생가정 방문
	(8) 교사의 보건교육 협조와 필요시의 보건교육
	(9) 보건실의 시설 · 설비 및 약품 등의 관리
	(10) 보건교육자료의 수집 · 관리
	(11) 학생건강기록부의 관리
	(12) 다음의 의료행위(간호사 면허를 가진 사람만 해당)
	① 외상 등 흔히 볼 수 있는 환자의 치료
	② 응급을 요하는 자에 대한 응급처치
	③ 부상과 질병의 악화를 방지하기 위한 처치
	④ 건강진단 결과 발견된 질병자의 요양지도 및 관리
	⑤ ①부터 ④까지의 의료행위에 따르는 의약품 투여
	(13) 그 밖에 학교의 보건관리
학교의사 ★	(1) 학교보건계획의 수립에 관한 자문
	(2) 학교 환경위생의 유지 · 관리 및 개선에 관한 자문
	(3) 학생과 교직원의 건강진단과 건강평가
	(4) 각종 질병의 예방처치 및 보건지도
	(5) 학생과 교직원의 건강상담
	(6) 그 밖에 학교보건관리에 관한 지도
학교장 ★★★	(1) 학교환경위생, 식품위생 유지관리 의무
	(2) 학생 및 교직원에 대한 신체검사 실시 의무
	(3) 신체검사의 결과 감염병에 감염되었거나, 되었다는 의심이 있거나, 감염될 우려가 있는 학생 및 교직원에 대해 등교를 중지시킬 수 있음
	(4) 학생 및 교직원의 보건관리 의무
	(5) 예방접종 완료여부의 검사
	(6) 치료 및 예방조치
	(7) 학생의 안전관리
	(8) 질병의 예방 : 감염병 예방과 학교보건에 필요한 때에는 휴업할 수 있음

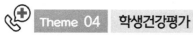

구분	학년	신체발달 상황	건강조사	정신건강 상태검사	건강검진	별도의 검사 (시력, 소변, 결핵, 구강검진)
초	1, 4	검진기관	당해학교	당해학교	검진기관 (구강검진 포함)	−
	2, 3, 5, 6	당해학교	당해학교		−	시력, 소변
중	1	검진기관	당해학교	당해학교	검진기관	−
	2, 3	당해학교	당해학교		−	시력, 소변, 구강검진
고	1	검진기관	당해학교	당해학교	검진기관	−
	2, 3	당해학교	당해학교		−	시력, 소변, 결핵, 구강검진

(1) 신체발달상황

검사항목	측정단위	검사방법
키	센티미터 (cm)	1. 검사대상자의 자세 　가. 신발을 벗은 상태에서 발꿈치를 붙일 것 　나. 등·엉덩이 및 발꿈치를 측정대에 붙일 것 　다. 똑바로 서서 두 팔을 몸 옆에 자연스럽게 붙일 것 　라. 눈과 귀는 수평인 상태를 유지할 것 2. 검사자는 검사대상자의 발바닥부터 머리끝까지의 높이를 측정
몸무게	킬로그램(kg)	옷을 입고 측정한 경우 옷의 무게를 뺄 것
비만도	−	1. 비만도는 학생의 키와 몸무게를 이용하여 계산된 체질량지수(BMI, Body Mass Index : kg/m^2)를 성별·나이별 체질량지수 백분위수 도표에 대비하여 판정한다. 2. 비만도의 표기방법은 다음 각 목과 같다. 　가. 체질량지수 백분위수 도표의 (①) 미만인 경우 : 저체중 　나. 체질량지수 백분위수 도표의 (②) 이상 (③) 미만인 경우 : 과체중 　다. 체질량지수 백분위수 도표의 (④) 이상인 경우 : 비만 　라. 가목부터 다목까지의 규정에 해당되지 않는 경우 : (⑤)

answer ① 5 / ② 85 / ③ 95 / ④ 95 / ⑤ 정상

(2) 건강검진

■ 학교건강검사규칙 [별표 2] 〈개정 2020.1.9.〉

<건강검진 항목 및 방법(제5조 제2항 관련)>

검진항목		검사방법(세부항목)
1. 척추		척추옆굽음증(척추측만증) 검사
2. 눈	가. 시력측정	1) 공인시력표에 의한 검사 2) 오른쪽과 왼쪽의 눈을 각각 구별하여 검사 3) 안경 등으로 시력을 교정한 경우에는 교정시력을 검사
	나. 안질환	결막염, 눈썹찔림증, 사시 등 검사
3. 귀	가. 청력	1) 청력계 등에 의한 검사 2) 오른쪽과 왼쪽의 귀를 각각 구별하여 검사
	나. 귓병	중이염, 바깥귀길염(외이도염) 등 검사
4. 콧병		코곁굴염(부비동염), 비염 등 검사
5. 목병		편도선비대 · 목부위림프절비대 · 갑상샘비대 등 검사
6. 피부병		아토피성피부염, 전염성피부염 등 검사
7. 구강	가. 치아상태	충치, 충치발생위험치아, 결손치아(영구치로 한정한다) 검사
	나. 구강상태	치주질환(잇몸병) · 구내염 및 연조직질환, 부정교합, 구강위생상태 등 검사
8. 병리 검사 등	가. 소변	요컵 또는 시험관 등을 이용하여 신선한 요를 채취하며, 시험지를 사용하여 측정 (요단백 · 요잠혈 검사)
	나. 혈액	1회용 주사기나 진공시험관으로 채혈하여 다음의 검사 1) 혈당(식전에 측정한다), 총콜레스테롤, 고밀도지단백(HDL) 콜레스테롤, 중성지방, 저밀도지단백(LDL) 콜레스테롤 및 간 세포 효소(AST · ALT) 2) 혈색소
	다. 결핵	흉부 X-선 촬영 및 판독
	라. 혈압	혈압계에 의한 수축기 및 이완기 혈압
9. 허리둘레		줄자를 이용하여 측정
10. 그 밖의 사항		제1호부터 제9호까지의 검진항목 외에 담당의사가 필요하다고 판단하여 추가하는 항목(검진비용이 추가되지 않는 경우로 한정한다)

[적용범위 및 판정기준]

1. 초등학교 4학년과 중학교 1학년 및 고등학교 1학년 학생 중 비만인 학생이 받는 검사 : ①
2. 고등학교 1학년 여학생 : ②
3. 중학교 1학년 및 고등학교 1학년 학생 : ③

answer ① 혈액검사(혈당(식전에 측정한다), 총콜레스테롤, 고밀도지단백(HDL) 콜레스테롤, 중성지방, 저밀도지단백(LDL) 콜레스테롤 및 간 세포 효소(AST·ALT)), 허리둘레 / ② 혈색소 / ③ 흉부 X-선 촬영 및 판독

Theme 05 교사 내 환경관리★★

(1) 학교보건법 ★

① 통상적인 실내온도 : (①)　　　② 난방온도 : 18~20℃
③ 냉방온도 : 26~28℃　　　　　④ 비교습도 : (②)

answer ① 18~28℃ / ② 30~80%

(2) 교사 안에서의 공기의 질에 대한 유지 · 관리기준★★

■ 학교보건법 시행규칙 [별표 4의2] 〈개정 2019. 10. 24.〉

〈공기 질 등의 유지·관리기준(제3조제1항제3호의2 관련)〉

1. 유지기준

오염물질 항목	기준(이하)	적용 시설	비고
가. 미세먼지	(①)$\mu g/m^3$	교사 및 급식시설	직경 2.5μm 이하 먼지
	(②)$\mu g/m^3$	교사 및 급식시설	직경 10μm 이하 먼지
	150$\mu g/m^3$	체육관 및 강당	직경 10μm 이하 먼지
나. 이산화탄소	(③)ppm	교사 및 급식시설	해당 교사 및 급식시설이 기계 환기장치를 이용하여 주된 환기를 하는 경우 1,500ppm이하
다. 폼알데하이드	80$\mu g/m^3$	교사, 기숙사(건축 후 3년이 지나지 않은 기숙사로 한정한다) 및 급식시설	건축에는 증축 및 개축 포함
라. 총부유세균	(④)CFU/m^3	교사 및 급식시설	
마. 낙하세균	(⑤)CFU/실	보건실 및 급식시설	
바. 일산화탄소	(⑥)ppm	개별 난방 교실 및 도로변 교실	난방 교실은 직접 연소 방식의 난방 교실로 한정
사. 이산화질소	0.05ppm	개별 난방 교실 및 도로변 교실	난방 교실은 직접 연소 방식의 난방 교실로 한정
아. 라돈	(⑦)Bq/m^3	기숙사(건축 후 3년이 지나지 않은 기숙사로 한정한다), 1층 및 지하의 교사	건축에는 증축 및 개축 포함
자. 총휘발성 유기화합물	400$\mu g/m^3$	건축한 때부터 3년이 경과되지 아니한 학교	건축에는 증축 및 개축 포함
차. 석면	0.01개/cc	「석면안전관리법」 제22조제1항 후단에 따른 석면건축물에 해당하는 학교	
카. 오존	(⑧)ppm	교무실 및 행정실	적용 시설 내에 오존을 발생시키는 사무기기(복사기 등)가 있는 경우로 한정
타. 진드기	(⑨)마리/m^2	보건실	
파. 벤젠	30$\mu g/m^3$	건축 후 3년이 지나지 않은 기숙사	건축에는 증축 및 개축 포함
하. 톨루엔	1,000$\mu g/m^3$	건축 후 3년이 지나지 않은 기숙사	건축에는 증축 및 개축 포함
거. 에틸벤젠	360$\mu g/m^3$	건축 후 3년이 지나지 않은 기숙사	건축에는 증축 및 개축 포함
너. 자일렌	700$\mu g/m^3$	건축 후 3년이 지나지 않은 기숙사	건축에는 증축 및 개축 포함
더. 스티렌	300$\mu g/m^3$	건축 후 3년이 지나지 않은 기숙사	건축에는 증축 및 개축 포함

answer ① 35 / ② 75 / ③ 1,000 / ④ 800 / ⑤ 10 / ⑥ 10 / ⑦ 148 / ⑧ 0.06 / ⑨ 100

(3) 기타

필요 환기량	1인당 공기용적 / 시간 : (①)m³/시간
채광 (자연조명)	① 창문의 면적이 교실 전체면적의 (②)이상이 바람직 ② 창의 색깔은 무색투명하고 채광은 (③)이 이상적 ③ 교실의 조명은 (④)Lux 이상. 조명도가 50Lux 이하 될 때는 반드시 인공조명이 필요 ④ 최대조도와 최소조도의 비율이 (⑤)이 넘지 아니하도록 함
조도 (인공조명)	① 교실의 조명도는 학생의 책상면을 기준으로 300Lux 이상이라야 함 ② 교실이나 흑판의 최대조도와 최소조도 비율이 (⑥)을 넘지 않아야 함
소음	교사 내의 소음은 (⑦)dB(A) 이하로 하도록 규정. 학교부지 경계 50m 이내 지역의 경우 소음은 주간(06~22시)은 (⑧)dB(A), 야간(22~06시)은 (⑨)dB(A) 이하로 규정

answer ① 21.6 / ② 1/5 / ③ 좌측 또는 좌우방 / ④ 300 / ⑤ 10:1 / ⑥ 3:1 / ⑦ 55 / ⑧ 65 / ⑨ 50

 Theme 06 교사 외 환경관리

(1) 교육환경보호구역의 설정 등(법 제8조)★★★

① 교육감은 학교경계 또는 학교설립예정지 경계(이하 "학교경계 등")로부터 직선거리 (①)미터의 범위
   안의 지역을 다음 각 호의 구분에 따라 교육환경보호구역으로 설정·고시하여야 한다.
   1. 절대보호구역 : 학교출입문으로부터 직선거리로 (②)미터까지인 지역(학교설립예정지의 경우 학
      교경계로부터 직선거리 50미터까지인 지역)
   2. 상대보호구역 : 학교경계 등으로부터 직선거리로 (③)미터까지인 지역 중 절대보호구역을 제
      외한 지역
② 학교설립예정지를 결정·고시한 자나 학교설립을 인가한 자는 학교설립예정지가 확정되면 지체 없이
   관할 (④)에게 그 사실을 통보하여야 한다.
③ 교육감은 제2항에 따라 학교설립예정지가 통보된 날부터 (⑤)일 이내에 제1항에 따른 교육환경보호구
   역을 설정·고시하여야 한다.
④ 교육감의 권한은 대통령령으로 정하는 바에 따라 교육장에게 위임할 수 있다.

answer ① 200 / ② 50 / ③ 200 / ④ 교육감 / ⑤ 30

(2) 보호구역의 관리(시행령 제24조)★

> ① 학교의 장은 해당 학교의 보호구역 내 교육환경에 대한 현황 조사 및 보호구역 내 금지행위의 방지 등을 위한 계도 등 관리를 한다. 다만, 학교가 개교하기 전까지 관리는 보호구역을 설정한 자가 한다.
> ② 학교 간에 보호구역이 서로 중복되는 경우 그 중복된 보호구역에 대한 관리는 다음 각 호에 해당하는 학교의 장이 한다.
> 　1. 상·하급 학교 간 보호구역이 서로 중복되는 경우에는 (①)학교. 다만, 하급학교가 유치원인 경우에는 그 (②)학교로 한다.
> 　2. 같은 급의 학교 간에 보호구역이 서로 중복될 경우에는 (③)가 많은 학교
> ③ 제2항에도 불구하고 학교 간에 법 제8조 제1항 제1호에 따른 절대보호구역과 같은 항 제2호에 따른 상대보호구역이 서로 중복되는 경우 그 중복된 보호구역에 대한 관리는 (④)보호구역이 설정된 학교의 장이 한다.

answer ① 하급 / ② 상급 / ③ 학생 수 / ④ 절대

(3) 기타

복도의 폭	①
층계의 경사도	②
교실의 면적	기준면적은 (③)m² 이상(25평, 학급당 학생 수 50명 이하)으로 교실의 방향은 남향이나 동향이 좋으며, 동남향이 특히 이상적
음용수	학교에서 제공하는 먹는 물의 형태는 상수도, 간이상수도, 지하수로 구분한다. ① 상수도, 간이상수도의 경우 저수조를 경유하지 않고 수도꼭지에 직접 연결하도록 규정하고 있다. 수도전은 학생 25명당 1개가 이상적 ※ ortho-tolidine검사 : 수도꼭지에서 받은 물에 잔류하는 염소의 유무를 측정 ② 지하수의 경우 연 (④)회 수질검사를 의뢰받아야 하며 이 중 연간 1회 이상은 정밀검사를 받아야 함
정수기	학교장은 정수기와 냉온수기 관리담당자를 지정하여 주 1회 이상 청소 등 소독을 실시 ※ 조사항목 : 환경부가 제시하는 3개 항목(일반세균, 대장균군, 클로로포름)
화장실	화장실의 내부 및 외부를 4월부터 9월까지는 주 (⑤)회 이상, 10월부터 다음 해 3월까지 주 1회 이상 소독을 실시하는 것이 좋다(소독은 20% 석회수나 크레졸액으로 실시).
학교 방역대책	학교 자체 또는 용역업체에 의뢰하여 4~9월까지는 2개월에 1회 이상, 10~3월까지는 3개월에 1회 이상 실시

answer ① 360cm / ② 40 / ③ 66 / ④ 4 / ⑤ 3

Theme 07 | **감염병 발생 시 관리**

(1) 학교의 대비 및 대응

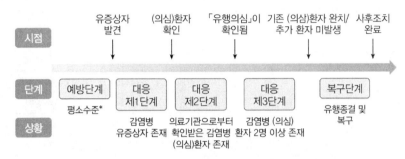

| 시점 | 유증상자
발견 | (의심)환자
확인 | 「유행의심」이
확인됨 | 기존 (의심)환자 완치/
추가 환자 미발생 | 사후조치
완료 |

단계	예방단계	대응 제1단계	대응 제2단계	대응 제3단계	복구단계
	평소수준*				유행종결 및 복구
상황		감염병 유증상자 존재	의료기관으로부터 확인받은 감염병 (의심)환자 존재	감염병 (의심) 환자 2명 이상 존재	

* 학교 내 감염병이 없거나 감기 혹은 단순한 설사 등 특이사항 없이 일반적인 상황을 유지하는 경우

(2) 보고와 신고

① 보고 : 학교 감염병 방생 시 보건교사는 환자 발생 현황을 교육청에 즉시 유선보고 후 교무업무시스템으로 보고하며, 학교장은 감염병 환자 또는 의사환자 발생 시 전자문서를 통해 보건소에 신고
② 보고 내용 : 병명, 최초 발생 일시, 장소, 이환자 수, 치료 중인 환자 수, 학교에서의 조치 상황, 참고 사항 등
③ 신고 내용 : 보건소에 환자의 인적 사항, 주요 증상, 발병 연 월 일 등을 신고

(3) 감염병 발생 시 학교장 조치사항

① 감독청 보고 및 방역당국(보건소) 신고
② 보건당국에서 가검물 채취 등 역학조사를 위해 학교방문 시 적극 협조
③ 환자 격리 : 등교 중지
④ 감염병 예방 보건교육 실시
⑤ 교내 취약지역 방역 실시
⑥ 추가환자 발생상황 철저히 파악
⑦ 환경 관리 : 정기적 교내 소독, 급수시설 오염방지, 화장실 소독을 실시

(4) 환자관리

① 균이 검출된 환자는 의료기관에서 치료를 받도록 하며 감염병 환자에게 등교중지를 명할 수 있음. 등교중지를 명할 때는 그 사유와 기간을 명시해야 함
② 다만, 질병의 증상이나 질병 유행의 양상에 따라 필요한 경우 그 기간을 단축하거나 연장할 수 있음
③ 법정감염병 중 불가항력의 사유로 인해 출석하지 못한 경우에는 출석으로 처리

Theme 08 　**보건교육의 정의 ★**

(1) 인간이 건강을 유지 · 증진하고 질병을 예방함으로써 적정기능 수준의 건강을 향상시키는 데 필요한 지식, 태도, 실천을 바람직한 방향으로 변화시켜 놓는 것

(2) 교육의 기본요소

교육자	전문적인 보건교육자로서 실제로 보건교육을 실시하는 여러 보건전문가를 말함
학습자	교육대상자로서의 개인, 환자와 그 가족, 집단, 지역사회 등을 모두 포함
교육내용	건강과 질병에 관련된 것
환경	교육자와 학습자가 만나는 장소인 병원, 학교, 산업장, 지역사회, 가정 등

 Theme 09 　**보건교육 관련 이론**

행동주의	※ 행동변화의 주요 요소 : 외적자극, 즉 보상 또는 타인의 반응, (①)반응 (1) 고전적 조건형성이론(Pavlov, Watson), 자극–반응결합설(Thorndike), 조작적 조건형성 이론(Skinner) (2) 학습원리 　① 반복은 학습을 증진시킴 　② 새로운 자료는 간격을 두고 제시함으로써 학습을 도움 　③ 정확하고 즉각적인 회환은 학습을 향상시킴 　④ 각성은 주의집중에 영향을 줌 　⑤ 학습자의 행동결과에 상응하는 적절한 보상을 주면서 연습을 충분히 하도록 함 　⑥ 불규칙적인 강화가 행동을 오래 지속하게 함
인지주의	※ 행동변화의 주요 요소 : 내적인 변화, (②)반응 (1) 학습은 내적인 과정으로써 관찰이 반드시 필수적인 것은 아니며, 개인의 인지구조에 의해 통합됨 (2) 인간은 (③) 존재로 보며, 학습을 본질적으로 내적인 사고과정으로 봄 (3) 학습원리 　① 주의집중은 학습을 증가시킴 　② 정보자료를 조직화할 때 학습이 증진됨. 연대순으로 조직하거나, 부분에서 일반화로 통합하거나, 쉬운 것에서 어렵고 복잡한 것으로 조직하는 것이 효과적임 　③ 정보를 관련지음으로써 학습이 증가됨. 이미 그들이 갖고 있는 지식과 관련을 시킬 때 학습이 용이해짐 　④ 신기함이나 새로움은 파지에 영향을 줌 　⑤ 학습자들은 학습활동의 처음과 마지막 몇 가지를 더 잘 기억하는 경향이 있음 　⑥ 각 사람들의 학습유형은 다양함 　⑦ 새로이 학습한 내용을 다양한 배경에서 적용하는 것은 그 학습의 일반화를 도와줌

answer ① S-R반응 / ② S-O-R반응 / ③ 능동적이고 적극적

인본주의	(1) 학습은 자아지시적인 것
	(2) 학습원리
	  ① (**④**)는 개인의 집중능력과 에너지 수준에 영향을 줌
	  ② 학습자가 자신의 학습과정을 조절할 때 학습이 증가
	  ③ 학습에 적극적인 참여가 필요
	  ④ 학습자의 전인적 특성을 고려하고, 긍정적 (**⑤**)을 고취시키며 자기실현을 촉진시킬 때 학습 증대됨
	  ⑤ 교육자는 대상자를 신뢰하고, 수용하며 촉진자, 조력자의 역할을 함

사회학습 이론	(1) 이론의 개요 : 환경과 행동과의 관계는 인간의 인지적인 능력과 상호작용을 하는 관계이며 이 3가지 구성요인들 간의 상호 작용에 의해 인간의 행동이 결정된다고 봄 (2) 사회학습이론의 구성개념 <table><tr><td>개인적 요소</td><td>⑥</td></tr><tr><td>행동요소</td><td>⑦</td></tr><tr><td>환경요소</td><td>⑧</td></tr></table>
합리적 행동이론 (TRA)	행동의 가장 주요한 결정인자가 사람의 행동 의지라고 주장하였으며, 행동의 선행변수로 사람들이 어떤 행동을 실행할 동기가 얼마나 강한지와 관련된 행동의도, 행동실행 결과에 대한 다양한 신념과 각 신념에 대한 평가에 의해 구성되는 행동에 대한 태도, 행동실행에 대한 주변 사람들의 기대에 대한 자신의 지각과 자신이 그 사람들의 의견을 얼마나 수용하는가에 따라 행동의도에 영향을 미치는 주관적 규범이 있다.
계획된 행동이론 (TPB)	개인의 의지와 행동에 영향을 주는 개인이 통제할 수 없는 요인들을 설명하려고 TRA에 행동통제 인식을 추가하였다. 개인의 특정 행동은 그 행동을 하겠다는 의도에 의해 결정되며, 의도에 영향을 미치는 핵심요인 세가지는 행동에 대한 태도, 주관적 규범, 행동통제 인식이다.

answer ④ 신체적 건강상태 / ⑤ 자아개념 / ⑥ 자기효능감 / ⑦ 자기조절행동 / ⑧ 관찰학습

CHECK Point 🔍 학습이론을 보급하고 적용하는 데 공헌한 이론가들

행동주의 이론	인지주의 이론	인본주의 이론
• Pavlov의 조건반사 • Thorndike와 자극-반응 연합 • Skinner의 조작적 조건형성	• Lewin의 장이론 • Kohler의 통찰학습 • Piaget의 인지발달이론	• Maslow의 성장을 위한 교육 • Rogers의 완전한 기능을 위한 비지시적 교육

<개인 수준, 개인 간 수준, 지역사회 수준의 보건교육>

개인 수준 보건교육	개인 간 수준 보건교육	지역사회 수준 보건교육
• 인지조화론 • 지식, 태도, 실천 모형 • 건강신념 모형 • 건강증진 모형 • 합리적 행위 이론 • 계획된 행위 이론 • 귀인 이론 • 범이론적 모형	• 사회학습 이론 • 사회적 관계망과 사회적 지지 이론 • 정보처리와 설득적 커뮤니케이션	• 프리시드 프로시드 모형 • MATCH 모형

Theme 10 **보건교육 계획**

(1) 보건교육 계획의 수립과정★

교육 요구 사정 → 우선순위 설정 → 교육 목표 설정 → 집행 계획(보건교육 방법 결정) 수립 → 평가계획
(보건교육 평가유형 결정) 수립 → 학습지도안 작성

(2) Bradshow(1972)의 교육요구 유형

①	보건의료 전문가에 의해 정의되는 것
내면적 요구	말이나 행동으로 나타나기 전 단계에 학습자가 교육의 필요성, 의문들을 품고 있는 상태
외향적 요구	학습자의 내면적 요구에서 비롯되어 말이나 행동으로 나타난 상태
②	집단마다 갖는 특성에서 비롯되는 것

answer ① 규범적 욕구 / ② 상대적 요구

(2) 목적 설정 : Mager의 학습목적 설정의 4요소

① 행동용어로 기술 : 교육 후 학습자에게 기대되는 최종행동을 기술
② 변화의 내용 기술 : 변화하고자 하는 내용이 포함되어야 함
③ 변화를 요구하는 조건 제시 : 어떤 상태에서 어떤 행동을 기대하는지에 대한 조건이 제시되어야 함
④ 변화의 기준 제시 : 변화의 정도를 명시하여야 함

 Theme 11 **보건교육 방법**

심포지엄 ★★★	2~5명의 전문가가 각자의 의견을 10~15분 정도 발표하고 사회자가 청중을 공개토론의 형식으로 참여시키는 형식으로 사회자는 이 분야의 최고 전문가여야 함
패널토의 ★★★	집단구성원이 많아 각 구성원이 그 토론에 참가하기 곤란한 경우 토의할 문제에 대해 사전에 충분한 지식을 가진 소수의 대표자들이 다수의 청중 앞에서 그룹토의를 하는 방법으로 토의에 참석할 전문가는 4~7명으로 구성되며 각기 5~7분간 발표함
집단토론	집단 내의 참가자들이 특정 주제에 대한 의문점, 개념 혹은 문제점에 대해 목표를 설정하고 자유로운 입장에서 상호 의견을 교환하고 결론을 내리는 회화식 방법으로 한 그룹에 5~10명이 적당
브레인스토밍 ★★★	갑자기 떠오르는 생각을 종이에 기록하거나 말로 표현해 본 후 글로 기록하거나 기록된 문장을 정리하면서 생각을 논리화하는 방법으로 12~15명의 단체에서 쓰이며 10~15분간 단기 토의를 원칙으로 한다. 이 방법은 주로 어떤 계획을 세우고자 할 때, 창조적이고 기발한 아이디어가 필요할 때, 학생들의 의견과 생각을 끌어내어 발전시키고자 할 때 사용하면 유리

분단토의 ★★★	와글와글 학습이라고도 하며 전체를 여러 개의 분단으로 나누어 토의시키고 다시 전체회의에서 종합하는 방법으로 각 분단은 6~8명이 알맞음
시범	보건교육에 가장 많이 사용하는 방법 중 하나이며 현실적으로 실천을 가능하게 하는 효과적인 방법
역할극★	학습자들이 직접 실제상황 중의 한 인물로 등장하여 연기를 하면서 실제 그 상황에 처한 사람들의 입장이나 상황을 이해하고 상황분석을 통하여 해결방법을 모색하는 방법
문제해결법 (PBL)	학습자에게 문제를 던져주고 그것을 해결해 나가는 과정을 통해 학습이 이루어지게 하는 교육방법
프로젝트 교육방법	Kilpatric의 Project Method란 논문에서 비롯됨. 프로젝트의 개념은 '진심을 다하여 실제 사회환경 속에서 목적을 향해서 수행하는 활동, 즉 목적 있는 활동'을 말함. 즉 자신이 계획하여 지식과 기술, 적응능력 등의 포괄적인 능력을 획득하게 하기 위함
시뮬레이션	인위적 또는 가상의 경험을 통하여 학습자가 직접 실제상황과 같은 조건에서 활동을 경험해 보는 것으로 위험을 감수하지 않으면서 문제해결, 상호작용, 심동영역의 기술을 적용할 수 있는 기회를 제공. 인지영역 학습의 상위단계에서 사용할 수 있으며, 심동영역, 정의영역의 학습에도 효과적임
포럼 (Forum)	(1) 토론자의 의견 발표 후 질문이 이어진다는 점에서 심포지엄과 비슷하다고 볼 수 있으나, 토론자 간 혹은 청중과 토론자가 활발히 참여해 토론이 이루어져 합의가 형성된다는 점에서 다소 차이가 있음 (2) 포럼은 1~3인 정도의 전문가가 간략한 발표를 한 후 발표내용을 중심으로 청중과 질의응답을 통해 토론을 진행. 즉, 청중이 직접 토의에 참가해 공식적으로 연설자에게 질의를 하거나 받을 수 있다는 점이 특징
세미나★ (Seminar)	토론 구성원이 해당 주제에 관한 전문가나 연구자로 이루어졌을 때 주제발표자가 먼저 발표를 하고, 토론참가자들이 이에 대한 토론을 하는 방법

 Theme 12 보건교육 평가

(1) 평가단계

1단계	평가대상 및 기준 설정
2단계	평가자료 수집
3단계	비교 : 수집된 평가자료를 분석하여 설정된 보건교육 목표와 현재 이루어진 상태를 비교
4단계	가치판단 : 보건교육 목표에 도달하였는지 혹은 어느 정도 도달했는지 등의 범위를 판단하고 도달하지 못했다면 그 원인을 분석
5단계	재계획

(2) 기준에 따른 평가

목적지향 평가(절대평가)	기준지향 평가(상대평가)
무엇을 성취했느냐가 주요 관심	얼마나 성취했느냐가 주요 관심
개인차를 최소화할 수 있음	개인차는 극복할 수 없음

학습자는 능동적인 존재	학습자는 수동적인 존재
절대평가의 개념	상대평가의 개념
평가자는 교육담당자	평가자는 교육담당자와 제삼자
발달적 교육관	선발적 교육관(다른 사람에 비해 얼마나 잘했나?)
내용타당도, 목표타당도, 교육타당도 중요시	신뢰도 중요시
의사·간호사 자격 국가시험, 운전면허 시험	표준화 학력검사, 지능검사, 성격검사, 적성검사
협동학습을 조장	개인차 변별에 적합
질적 향상을 도모	경쟁을 통한 동기유발에 적합

(3) 과정에 따른 평가

구분	진단평가	형성평가	총합평가
목적	① 대상자들의 지식수준, 태도, 흥미, 준비도 등을 진단하고 확인하기 위해 ② 학습장애 요인을 밝히기 위해 ③ 학습전략을 극대화하고 대상자를 적절히 배치하기 위해	① 학습 진전상황을 파악해 현재 위치를 개별적으로 알려줌으로써 학습 보조를 맞추어 나갈 수 있도록 하기 위해 ② 피드백을 주어 교정학습이나 보충학습의 기회를 제공하기 위해 ③ 학습곤란이나 결손부분을 진단하고 교정하기 위해 ④ 학습동기를 촉진하고 학습방법을 개선하기 위해	① 사전 설정한 교수목표에 대한 성취도 수준을 판정하기 위해 ② 집단 간의 성적결과를 비교할 수 있는 정보를 제공하기 위해 ③ 교육의 장기적인 질적 관리를 위해
평가도구	체크리스트, 표준화된 진단 검사	쪽지시험, 퀴즈, 프로그램 진행 중 질문	중간고사, 기말고사
평가시기	프로그램 시작 전	프로그램 진행 중	프로그램 진행 후

(4) 평가도구가 갖추어야 할 조건

①	그 도구가 평가하려는 내용, 즉 교육 목표나 기준을 얼마나 잘 측정하는가를 의미
②	• 평가도구가 믿을 만한가, 즉 측정하고자 하는 내용을 얼마나 정확하게, 오차없이 측정할 수 있는가를 말함 • 측정의 결과가 평가자의 주관에 의하여 흔들리지 않고, 검사횟수에 관계없이 평가의 결과가 얼마나 일치하는지를 알아보고자 하는 것 • 동일한 답안지를 동일한 사람이 시간이나 상황을 달리해서 평가한다 하더라도 같은 결과가 나오면 신뢰도가 높은 것
객관도	평가자 간의 일관성을 의미
난이도	
실용도	평가도구의 경제성, 간편성, 편의성을 나타내는 것

answer ① 타당도 / ② 신뢰도

PART
07

산업보건 관리

07 산업보건 관리

 Theme 01 산업보건의 정의 : WHO & ILO★★

산업보건이란 모든 산업장의 작업인들의 육체적 · 정신적 · 사회적 안녕을 최고도로 유지 · 증진
하는 것이다.

 Theme 02 산업보건의 역사

(1) 외국의 역사

기간	인물 및 기구	내용
B.C.460~377	①	광부의 호흡곤란과 기침, 연중독의 가장 오랜 기록
A.D.23~79	마이어	분진 호흡 방지 위한 호흡마스크 사용
1494~1555	아그리콜라	금속에 대하여(De Re Metallica) 저술
1633~1714	②	작업환경과 질병의 관련성 기술, 산업보건학의 시조
1755	③	직업병으로서 음낭암 규명
1819	영국정부	공장법, 근로시간 제한 및 근로자 건강보호 마련
1821~1902	피르효	노동시간과 중독에 대하여 근로자 건강보호 강조
1883~1884	비스마르크	근로자질병보호법, 공장재해보험법 제정
1898	레게	직업병 예방 원칙 제안
1863~1970	④	미국의 직업보건 선구자
1919	⑤	직업보건에 관한 국제기구 창립

answer ① 히포크라테스 / ② 라마찌니 / ③ 포트 / ④ 헤밀톤 / ⑤ ILO

(2) 한국의 역사

	내용
1953년	노동법 제정(근로기준법)
1963	전국 사업장 작업환경조사 및 건강진단 실시, 산업재해보상보험법 제정, 공포
1977	환경보전법 제정
①	산업안전보건법 제정
1983	환경영향평가법 제정

answer ① 1981

Theme 03 작업관리

(1) 육체적 근로 강도의 지표 : 에너지 대사율(RMR : Relative Metabolic Rate)

> RMR = (작업 시 소비에너지 − 같은 시간 동안의 안정 시 소비에너지) / 기초대사량
> = 근로대사량 / 기초대사량★

RMR에 따른 노동 분류★

①	경 노동(대단히 가벼운 강도) − 의자에 앉아서 손으로 하는 작업
②	중등 노동(가벼운 강도) − 지속작업, 6시간 이상 쉬지 않고 하는 작업
③	강 노동(중등강도) − 전형적인 지속작업
④	중 노동(힘든 강도) − 휴식의 필요가 있는 작업, 노동시간 단축
⑤	격 노동(격심한 강도) − 중도적 작업★

answer ① 0~1 / ② 1~2 / ③ 2~4 / ④ 4~7 / ⑤ 7 이상

(2) 여성 및 연소 근로자의 보호★★★

여성 근로자의 보호	연소근로자의 보호

㉠ 주 작업 근로강도가 RMR (①) 이하
㉡ 중량물 취급업무의 경우 중량을 제한
  (연속작업 시 20kg, 단속작업 시 30kg)
㉢ 서서 하는 작업의 경우 작업시간 · 휴식시간 · 휴
  식횟수 고려
㉣ 생리휴가, 산전 · 산후휴가 고려
㉤ 손의 과도 사용 시 작업조건 개선 및 적정 배치
㉥ 공업 중독이 우려되는 작업장 지양
	㉠ 중 노동의 경우 성장 발육에 영향
	㉡ 직업병 및 공업 중독에 높은 감수성

사용금지(법 제65조) : 임산부(임신 중이거나 산후 1년이 경과되지 아니한 여성)와 18세 미만자는 도덕상 · 보건상 유해하거나 위험한 사업에 사용하지 못한다.

answer ① 2.0

(3) 규모별 사업장 보건관리체계

사업장 규모	보건관리자 선임대상	보건관리 유형
대규모 사업장 (근로자 300인 이상)	○	전담보건관리자
중규모 사업장 (근로자 50~299인)	○	보건관리 전문기관에 위탁
소규모 사업장 (근로자 50인 미만)	×	• 보건관리자 없이 체계적 보건관리 어려움 • 국고지원으로 일부 사업장 보건관리 시행 • 근로자건강센터에서 지원 • 일부 업종 안전보건관리담당자 선임해야 함

Theme 04 산재보험급여 종류별 수급 요건 및 급여 수준 ★★★

급여 종류		수급 요건
①		산재로 인한 부상 또는 질병의 치료를 위하여 요양비를 지불(3일이내에 치유되는 부상, 질병일 경우에는 산재보험급여를 지급하지 않고 근로기준법에 의하여 사용자가 재해보상)
②		산재로 인한 휴일기간 중 지급(요양급여와 같이 '3일 이내'는 예외규정을 둠)
③	연금	산재로 인한 부상, 질병의 치유 후 장해가 남아 있으며 그 정도가 장해등급 1~7급인 경우, 연금, 일시금 중 선택
	일시금	위와 같은 사유이며 장애등급 8~14급인 경우, 일시금
④	연금	재해노동자 사망시 유가족에게 연금 또는 일시금으로 지급
	일시금	
⑤		재해노동자 사망시 지급
⑥		요양급여를 받는 근로자가 요양을 시작한 지 2년이 지난 날 이후에 다음 각 호의 요건 모두에 해당하는 상태가 계속되면 휴업급여 대신 상병보상연금을 그 근로자에게 지급 1. 그 부상이나 질병이 치유되지 아니한 상태일 것 2. 그 부상이나 질병에 따른 중증요양상태의 정도가 대통령령으로 정하는 중증요양상태등급 기준에 해당할 것 3. 요양으로 인하여 취업하지 못하였을 것
⑦		보험가입자의 고의, 과실로 인한 재해시 재해노동자에게 산재보험법에 의한 보상에 더하여 민사배상에 갈음하여 유족특별급여, 장해특별급여 지급
⑧		요양급여 받은 자가 치유 후 상시 또는 수시로 간병이 필요한 자
직업재활급여		제1급~제12급의 신체장애인, 취업하고 있지 아니한 사람, 다른 훈련을 받고 있지 아니한 사람

answer ① 요양급여 / ② 휴업급여 / ③ 장해급여 / ④ 유족급여 / ⑤ 장의비 / ⑥ 상병 보상연금 / ⑦ 특별급여 / ⑧ 간병급여

 Theme 05 건강진단

(1) 건강진단의 종류

1차 건강 진단	①	상시 사용하는 근로자에 대해 정기적으로 실시하는 건강진단. 사무직 근로자는(②), 일반 근로자는 (③)
	④	① 목적 : 유해인자로 인한 직업병을 조기발견하기 위해 실시 ② 실시 대상 : 특수 건강진단 대상 유해인자는 총 178종으로, 화학적 인자로 유기화합물(108종), 금속류(19종), 산 및 알칼리류(8종), 가스상태 물질류(14종), 허가대상 유해물질(13종)이 해당되며, 분진(6종), 물리적 인자(8종), 야간작업(2종)에 노출되는 업무에 종사하는 근로자가 대상
	⑤	① 목적 : 특수 건강진단 대상 업무에 종사할 근로자에 대하여 배치예정 업무에 대한 적합성 평가를 위하여 실시 ② 실시 시기 : 당해 작업에 배치하기 전에 실시

answer ① 일반건강진단 / ② 2년에 1회 / ③ 1년에 1회 / ④ 특수건강진단 / ⑤ 배치 전 건강진단

⑥		① 목적 : 급성으로 발병하거나 정기적 건강진단으로는 발견하기 어려운 직업성 질환을 조기진단하기 위해 ② 대상자 : 특수 건강진단 대상업무로 인하여 유해인자에 의한 직업성 천식, 직업성 피부염, 그 밖에 건강장해를 의심하게 하는 증상을 보이거나 의학적 소견이 있는 근로자
⑦		(1) 동일부서에 근무하는 근로자 또는 동일한 유해인자에 노출되는 근로자에게 유사한 질병의 자각 및 타각 증상이 발생한 경우 (2) 직업병 유소견자가 발생하거나 다수 발생할 우려가 있는 경우 (3) 기타 지방노동관서의 장이 필요하다고 판단하는 경우
2차 건강진단		고혈압, 당뇨질환 의심자에 대한 2차 검사가 있고, 상담으로 발생되는 비용은 공단이 전액 부담
건강진단 결과		(1) 근로자의 건강진단 결과는 건강진단 기관으로부터 (⑧)일 이내에 개별 근로자 및 사업주에게 통보 (2) 일반건강진단의 실시결과는 건강진단관리 구분 및 사후관리 조치로 구분 (3) 배치 전 건강진단, 특수 건강진단, 수시 건강진단 및 임시 건강진단의 실시결과는 건강진단 관리 구분, 사후관리 조치 및 업무수행 적합 여부로 구분

answer ⑥ 수시건강진단 / ⑦ 임시건강진단 / ⑧ 30

(2) 건강진단 결과

	건강관리구분★★★	
①	정상자	건강관리상 의학적 · 직업적 사후관리 조치 불필요
②		경미한 이상소견이 있으나 의학적 · 직업적 사후관리 조치 불필요
③	직업병 요관찰자	직업병 예방을 위하여 적절한 의학적 · 직업적 사후관리 조치 필요
④	일반질병 요관찰자	일반질병 예방을 위하여 적절한 의학적 · 직업적 사후관리 조치 필요
⑤	질병 요관찰자	질병으로 진전될 우려가 있어 야간작업 시 추적관찰이 필요한 근로자(질병 요관찰자)
⑥	직업병 유소견자	직업병의 소견이 있어 적절한 의학적 · 직업적 사후관리 조치 필요
⑦	일반질병 유소견자	일반질병의 소견이 있어 의학적 · 직업적 사후관리 조치 필요
⑧	질병 유소견자	질병의 소견을 보여 야간작업 시 사후관리가 필요한 근로자(질병 유소견자)
	업무수행 적합 여부 평가기준★	
⑨	현재의 조건 하에서 현재의 업무가 가능	
⑩	일정한 조건(작업방법 또는 작업환경 개선, 건강상담 또는 지도, 건강진단 주기단축 등) 하에서 현재의 업무가 가능	
⑪	건강장해가 우려되어 한시적으로 현재의 업무를 할 수 없음, 작업환경 또는 근로조건 개선 후 업무 복귀 가능	
⑫	건강장해의 악화 또는 영구적인 건강손상이 우려되어 현재의 업무를 할 수 없음	

answer ① A / ② B / ③ C_1 / ④ C_2 / ⑤ C_N / ⑥ D_1 / ⑦ D_2 / ⑧ D_N / ⑨ 가 / ⑩ 나 / ⑪ 다 / ⑫ 라

Theme 06 **유해물질 허용기준**

①	1일 8시간, 1주 40시간의 정상 노동시간 중 평균농도로 나타내며, 근로자가 이러한 조건에서 반복하여 폭로되더라도 건강상의 장해를 일으키지 않는 농도
②	유해성이 큰 물질에 적용하는 기준으로 15분 이상 이 농도 이상 노출되는 것을 예방하기 위한 기준
③	순간적이라 하더라도 절대적으로 초과하여서는 안 되는 농도

answer ① 시간가중 평균농도(TLV-TWA) / ② 단시간 노출기준 (TLV-STEL) / ③ 최고 노출기준(TLV-C)

 Theme 07 **작업환경관리 대책**

①★ (가장 효과적)	공정의 변경, 시설의 변경, 물질의 변경
②★★	작업장과 유해인자 사이에 물체, 거리, 시간 등으로 차단하는 방법
희석 환기	전체 환기, 국소배기
개인 보호조치	보호구 사용
교육	

answer ① 대치 / ② 격리와 밀폐

 Theme 08 **산업재해 통계지표** ★

①★	재해발생 상황을 파악하기 위한 표준지표 (재해 건수 / 연 근로시간 수) × 1,000,000
②	재해에 의한 손상의 정도를 나타냄 (손실작업 일수 / 연 근로시간 수) × 1,000 ※ 손실작업일 수 : 영구 전 노동불능 시 또는 사망 시 7,500일로 계산
③	산업재해 발생상황을 총괄적으로 파악하는 데 적합하나, 작업시간이 고려되지 않은 것이 결점 (재해 건수 / 평균 실근로자 수) × 1,000
④	재해건수당 평균 작업손실 규모가 어느 정도인가를 나타내는 지표 (작업손실 일수 / 재해 건수) × 1,000
기타	① 천인율 = (재해자 수 / 평균 근로자 수) × 1,000 ② 재해백분율 = (재해자 수 / 근로자 수) × 100 ③ 사망 만인율 = (사망자 수 / 재해근로자 수) × 10,000 　또는 (재해로 인한 사망자 수 / 평균 근로자수) × 10,000 ④ 사망 십만인율 = (사망자 수 / 재해근로자 수) × 100,000 　또는 (재해로 인한 사망자 수 / 평균 근로자 수) × 100,000

answer ① 도수율 / ② 강도율 / ③ 건수율 / ④ 평균작업손실일수

Heinrich 법칙 = 현성 재해(휴업 재해, 중 상해) : 불현성 재해(불휴업 재해, 경 상해) : 잠재성(무 상해) 재해
　　　　　=1 : 29 : 300

하인리히의 도미노 법칙 사고 발생 5단계
(1) 1단계 : 사회적 환경과 유전적 요소(선천적 결함)
(2) 2단계 : 개인적인 결함
(3) 3단계 : 불안전한 행동 및 불안전한 상태
(4) 4단계 : 사고 발생
(5) 5단계 : 재해
이 법칙의 핵심은 3단계의 불안전한 행동 및 상태를 제거하면 사고를 방지할 수 있는 것에 있다.

<응급 구조 순서>*

(1) **환자 평가** : 가볍게 양쪽 어깨를 두드리며 "괜찮으세요?"라고 한다.
(2) **도움 요청** : 119 신고
(3) **심폐소생술**
　① 기도유지
　② 호흡유무 확인
　③ 인공호흡 : 2회 인공호흡 실시
　④ 흉부압박 : 분당 100회 속도로 깊이는 4~5cm 정도. 횟수는 30회당 인공호흡 2회 실시(30 : 2)

Theme 09 직업성 질환

(1) 물리적 원인에 의한 직업병
　① 고온에 의한 신체 장애***

	원인	체온조절중추 기능장애로 뇌의 온도가 상승하여 생김
① **	증상	땀을 흘리지 못해 고열(41~43℃), 두통, 혼수 상태, 피부 건조
	치료	• 치료를 안 하면 100% 사망하며 치료를 해도 체온이 43℃ 이상일 때는 약 80%, 43℃ 이하일 때는 40%의 치명률 • 체온하강이 중요. 얼음물에 담가서 체온을 39℃ 까지 내려줘야 함 • 체열의 생산을 억제하기 위해 항신진대사제를 투여
② **	원인	지나친 발한에 의한 탈수와 염분 소실
	증상	• 특징적 증상은 수의근의 통증성 경련 • 전구 증상 : 현기증, 이명, 두통, 구역, 구토, 체온은 정상
	치료	• 생리 식염수를 공급(1~2L)하거나, 0.1% 식염수를 마시게 함
③ **	원인	• 말초혈관 운동신경의 조절장애와 심박출량의 부족으로 인한 순환 부전, 특히 대뇌피질의 혈류량 부족이 주원인
	증상	• 전구 증상으로는 전신의 권태감, 탈력감을 느낌 • 두통, 현기증, 귀울림, 구역질을 호소하다가 완전히 허탈상태에 빠져 의식을 잃기도 함. 이완기 혈압의 하강이 현저함
	치료	• 시원하고 쾌적한 환경에서 휴식시키고 탈수가 심하면 5% 포도당 용액 정맥주사 • 더운 커피를 마시게 하거나 강심제를 써야 할 경우도 있음

answer ① 열사병 / ② 열경련 / ③ 열피로

④ ★	원인	고열에 의한 만성 체력소모를 말하며, 만성 열중증
	증상	전신 권태, 식욕 부진, 위장 장애, 불면, 빈혈, 몸이 점차로 수척해짐
	치료	영양 공급, 비타민 B_1 공급, 휴양 등이 필요
열실신 (Heat Syncope)	원인	피부 혈관확장으로 인한 전신과 대뇌 저혈압으로 의식소실이 갑자기 나타남
	증상	㉠ 피부는 차고 습하며 맥박은 약함 ㉡ 수축기 혈압은 통상 100mmHg 이하
	치료	㉠ 휴식을 취하고, 시원하게 하며 수액 보충이 필요 ㉡ 열실신 발생 이전의 신체질환을 찾아내어 치료하는 것이 필요

answer ④ 열쇠약

CHECK Point 고온순화의 주요 특징 및 생리적 변화★

특징	생리적 변화
심혈관계 변화	• 근육에서 최대 산소섭취량 증가 • 혈장량 증가 • 심 박출량 및 수축력 증가 • 심박수 감소
땀 분비 변화	• 땀 배출 시작이 빨라짐 • 최대 땀 분비량 증가 • 땀의 나트륨 농도 감소
신기능 항진	사구체 여과율 증가(20%까지)

② 잠함병(감압병)★★

원인	너무 급격히 감압할 때 혈액과 조직에 용해되어 있던 (①)가 산소나 이산화탄소와 함께 체외로 배출되지 않고 혈중으로 용입되어 기포를 형성하여 이들 기포가 순환 장애와 조직 손상을 일으키는 현상
증상	4대 증상 : 피부 소양감과 관절통, 내이와 미로의 장애, 뇌내 혈액순환 장애와 호흡기계 장애, 척추증상에 의한 신경마비
예방대책	• 고압작업이 끝난 후 감압표에 의한 단계적 감압(1기압 감압에 (②)분 이상, 고압폭로시간의 단축, 감압 후 적당한 운동으로 혈액순환 촉진, 감압 후 (③)공급, 고압작업 시 질소를 헬륨으로 대치한 공기흡입, 고압작업 시 고지질이나 알코올 섭취를 금하도록 함 • 일단 감압증에 걸리면 즉시 치료갑에 넣어서 다시 가압한 다음 아주 서서히 감압 • 채용 전에 적성검사를 실시하여 20세 미만, 50세 이상인 자, 여자, 비만자, 호흡기 또는 순환기 질환자, 골관절 질환자, 출혈성 소인자, 약물중독자 등은 작업에서 제외

answer ① 질소 / ② 20 / ③ 산소

③ 소음성 난청★★★

<소음의 허용 기준>★

1일 폭로시간(시간)	소음 강도(dB)	폭로 횟수(회)	충격소음의 강도(dB)
8	①	100	140
4	95	1,000	130
2	100	10,000	120

정의	소음으로 인하여 내이에 위치한 감각신경이 피로해지고 퇴화하는 현상
증상	초기에 본인이 잘 알아챌 수 없는 것이 특징 (②)Hz 근방의 청력이 가장 먼저 손상을 입음(③ 현상)
예방대책	보호구 착용 : 120dB 이상일 경우 귀덮개와 귀마개를 동시에 사용

answer ① 90 / ② 4,000 / ③ C_5-dip

④ 진동

증상 ★★★	ⓐ 전신 진동 : 시력 저하, 피부로부터 열발산을 촉진, 혈액순환을 억제, 위장 장애 ⓑ 국소 진동 : 작업자의 손가락에 있는 말초혈관의 폐색, (①) 현상(White Finger, Dead Finger)
예방대책	ⓐ 전파경로를 차단하며, 내진성을 높일 수 있는 작업 자세, 작업시간 단축을 실시한다. ⓑ 국소진동 작업 시 한랭의 영향을 고려하여 장갑을 착용한다. ⓒ 흡연자일수록 예후가 좋지 않으므로 금연한다.

answer ① Raynaud

⑤ 전리방사선

종류	X-ray, γ선, α입자, β입자, 중성자(neutron)
민감부위	골수 > 림프구 > 생식기
증상	조혈기능 장애, 불임증, 탈모 등의 국부 증상
방사선의 투과력	중성자 > γ선 > X선 > β선 > α선

CHECK Point ⊕ 방사선의 단위★

구분		국제표준화 단위	구 단위
방사능		베크렐(Bq)	규리(Ci)
방사선량	조사선량	쿨롱/킬로그램(C/kg)	렌트켄(R)
	흡수선량	그레이(Gy)	라드(rad)
	등가선량	시버트(Sv)	렘(rem)
	유효선량	시버트(Sv)	렘(rem)

⑥ 유해 광선(비전리 방사선)

	㉠ 범위 : 파장 2,000~4,000 Å ㉡ 살균력이 강한 선 : (②) Å ㉢ 도노라 선(건강 선, 비타민 선, 생명 선) : (③) Å ㉣ 기능 : 비타민 D 형성으로 인한 구루병의 예방, 피부 결핵 및 관절염의 치료작용, 신진대사 촉진, 적혈구 생성촉진, 혈압 하강, 살균작용 ㉤ 장애 증상 : 백내장, 피부암 ㉥ 대책 : 전기 용접공은 검은색 보호안경이나 차광안경을 착용하고, 피부에는 보호용 크림
①★	

answer ① 자외선 / ② 2,400~2,800 / ③ 2,800~3,200

④	㉠ 범위 : 파장 7,800~30,000 Å
	㉡ 장애 증상 : 열중증, 피부 화상, 망막 화상, 후극성 백내장(초자공 백내장)
	㉢ 대책 : 방열판, 방열장치의 설치, 방열복, 방열면, (갈색)보호안경의 착용
⑤	㉠ 범위 : 파장 4,000~7,000 Å
	㉡ 가장 강한 빛을 느끼는 파장 : 5,500 Å
	㉢ 증상 : 조명 불량 시 안구진탕증, 정신적인 불쾌감, 눈의 피로, 시력 감퇴, 조명 과잉시 광선 공포증, 두통

answer ④ 적외선 / ⑤ 가시광선

⑦ VDT 증후군

정의	컴퓨터, 팩시밀리 등 사무자동화로 야기되는 건강문제	
증상★	㉠ 안정 피로	㉡ 폭주부전
	㉢ 경견완 증후군	㉢ 정신신경 장해
대책	• 팔꿈치의 내각은 90° 이상	
	• 무릎의 내각은 90° 로 유지	
	• 1회 연속작업시간이 1시간을 넘지 않도록 하고 시간당 10~15분의 휴식	

(2) 진폐증★

정의	분진, 흡입에 의해 폐의 조직반응이 일어나 병리변화가 온 상태	
종류	①	유리규산 분진에 의해 폐의 만성 섬유증식을 일으킴 채석장 인부, 석공, 도공들에게 많이 발생
	②	석면섬유 → 석면은 발암물질이 있어 기관지암, 폐암 발생 가능
	③	석탄, 규토, 규산 분진
	④	면, 아마, 대마, 목재, 곡물(취업 6개월 전후 발생)
증상	① 결절형성이 극심하지 않는 한 일반적으로 자각증상은 없고, 호흡곤란, 기침, 다량의 객담과 객담의 배출곤란, 흉통, 혈담이 나오는 경우도 있음 ② 합병증 : 폐결핵, 기흉, 폐기종, 결핵성 늑막염, 만성 속발성 기관지 확장증/기관지염	

answer ① 규폐증 / ② 석면폐증 / ③ 탄폐증 / ④ 면폐증

(3) 유기용제

유기용제의 특성		① 물질을 녹이는 성질
		② 실온에서는 액체이며 휘발하기 쉬운 성질. 호흡기로 흡입 가능
중독증상	일반적 증상	① 마취 작용, 눈·피부 및 호흡기 점막의 자극 증상
		② 중추신경의 억제 증상
		③ 만성독성 뇌병증(정신기질증후군)
	특이 증상	벤젠의 조혈 장애, 염화탄화수소의 간 장애, 메타놀의 시신경 장애, 노말핵산 및 MBK의 말초신경 장애, 이황화탄소의 중추신경 장애

구급처치	① 용제가 있는 작업장소로부터 환자를 떼어 놓음 ② 호흡이 멎었을 때는 인공호흡을 실시 ③ 용제가 묻은 의복은 벗김 ④ 보온과 안정에 유의 ⑤ 의식이 있는 환자에게는 따뜻한 물이나 커피를 마시게 함
대사과정	① 생전환 과정 ② 포합반응 ③ 이 과정을 거침으로써 지용성인 유기물질이 수용성 물질로 전환되어 배설이 용이하게 됨

(4) 중금속 중독(공업 중독)

① 납 중독(연 중독) Vs 수은중독★★★

구분	납	수은
초기 비교증상	①	②
축적 부위	③	④
반감기	⑤	⑥
4대 증상	• 빈혈로 인한 피부 창백 • 구강 치은부에 청회색선의 납 침착 • (⑦) 증가 • 소변 중 (⑧)검출	• 구내염 • (⑨) • 정신 증상 • 만성중독 시 뇌 조직 침범

answer ① 변비, 산통 / ② 설사, 복통 / ③ 뼈 / ④ 뇌 / ⑤ 10년 / ⑥ 45~70일 / ⑦ 호염기성 과립적혈구 / ⑧ 코프로폴피린 / ⑨ 근육 진전

③ 크롬 중독★★★

침입	증기 또는 분진 흡입으로 발생
직종	크롬도금 작업장, 크롬산염을 취급하는 작업장
증상	㉠급성 : 심한 신장장애를 일으켜 과뇨증이 오며 더 진전되면 무뇨증을 일으켜 요독증으로 1~2일, 길어야 8~10일 안에 사망. ㉡만성 : 코, 폐, 위장점막 병변을 일으키는 것이 특징이며, 장기간 폭로될 때는 기침, 두통, 호흡곤란이 일어남. 특히, 비중격의 연골부에 둥근 구멍이 뚫리는 비중격 천공이 나타나는데 처음에는 비염과 구별하기 어려움.
예방과 관리	㉠사고로 크롬을 먹었을 때는 응급조치로 우유와 환원제로 비타민 C를 주어야 함 ㉡예방 : 피부보호용 크림을 노출된 피부에 바르고 비중격 점막에 바셀린을 바르면 훨씬 도움이 됨.

④ 카드뮴 중독★★★

직종	카드뮴 정련가공, 도금작업, 합금제조, 합성수지, 도료, 비료제조
특성	은백색. 연질의 금속물질로 부식에 강하다.
증상	㉠급성 : 고농도 섭취로 발생하며 구토, 설사, 급성 위장염, 복통, 착색뇨, 간, 신장 기능장애, 단백뇨가 발생. ㉡만성 : 폐기종, 신장기능 장애, 단백뇨, 뼈의 통증, 골연화증, 골다공증 등 골격계 장애가 대표적인 증상. ㉢만성중독증의 3대 증상 : 폐기종, 신장장애(단백뇨), 골격계 장애

PART

08

환경보건학

08 환경보건학

Theme 01 환경 관련 용어

① ★★	태평양 동부 적도 해수면의 온도가 평상시보다 2~3℃ 상승되어 기존의 기상모형과는 근본적으로 다른 에너지 순환형태를 나타내게 되는 현상으로, 이로 인하여 세계 각지에 홍수·가뭄·폭설 등의 기상이변이 나타남
② ★★	(1) 수면의 온도가 평년보다 0.5℃ 이상 낮은 현상을 말한다. (2) 지구 온난화로 인해 발생하나 비교적 드물게 나타난다. (3) 적도 무역풍이 강해지면 차가운 바닷물이 솟아오르는데, 이 결과 엘니뇨처럼 기상 이변이 발생한다.
③	유기물질, 무기물질(인, 질소화합물)이 함유되어 있는 합성세제, 비료 등이 하수에 다량으로 흘러 들어오면 과다한 영양분을 갖게 된다. 이로 인해 수조류, 플랑크톤 등 수중식물이 과도하게 번식되어 그 결과 악취가 나고 결국 산소부족으로 수중 생물이나 물고기들이 죽게 되어 그 물의 이용가치가 상실되는 현상
④	철강소 전기로·제지공장·자동차 폐윤활유·석탄연료·도시폐기물 소각로 등에서 배출되는 유독성 화학물질로 특히 발암성이 가장 강한 것으로 알려져 있으며 플라스틱, 비닐계통, PCB, PVC 등 소각 시 2차 오염물질로 발생
⑤	프레온가스, 이산화탄소, 메탄가스, 산화질소 등으로 인해 이것이 파괴되면 유해 자외선이 지구에 직접 도달하여 인체에 피부암, 백내장 등을 일으키게 된다.
⑥ ★★★	연료사용의 증가로 배출된 이산화탄소(66%), 아산화질소(3%), 메탄(15%), 염화불화탄소(8%) 등의 가스가 지구층을 마치 비닐하우스를 씌운 것처럼 둘러싸서 결과적으로 지구를 더워지게 하는 현상으로 이 결과 엘니뇨 현상을 일으키고 기상이변의 원인이 되기도 하며, 이외에 해수면 상승, 생태계 변화 현상이 유발됨
⑦	대도시의 밀집된 대형건물 및 공장들로 인해 인위적인 열의 생산량이 증가함에 따라 도심의 온도가 외곽지역보다 높아지게 된다. 이때 도심의 따뜻한 공기는 상승하게 되며, 도시 주위로부터 찬 바람이 지표로 흐르게 되는 현상. 도심이 먼지 등으로 오염되었을 때 공기의 수직운동이 일어나지 않아 도심 전체가 먼지기둥(먼지지붕, Dust Dome) 형태를 만들어 냄
⑧	기상이변의 여파로 여름 밤 기온이 25℃ 이상이 되는 현상으로 불면증, 불쾌감, 피로감 증대, 탈진 등을 유발하게 된다.
⑨	쓰레기 매장, 분뇨 처리장, 하수종말처리장 등 혐오시설의 지역 내 설치에 대한 지역주들의 반대 현상을 말함 • (⑩) : 3D 외의 모든 업종은 환영한다는 것으로 지역에 유리한 사업을 서로 유치하려는 현상 • (⑪) : 환경적으로 보아 혐오적인 시설을 자기 지역권 내에는 설치하는 것을 반대하는 현상, '어디에든 아무것도 짓지 마라'는 의미로 이기주의적 의미로 통용되기 시작했으며 유해시설 설치 자체를 반대하는 것
⑫	빗물의 pH 5.6 이하일 때를 의미하며, 이로 인해 생태계가 파괴하고, 유적지를 부식시키고 농작물이나 산림에 피해를 줌

answer ① 엘니뇨 현상 / ② 라니냐 현상 / ③ 부영양화와 적조 현상 / ④ 다이옥신 / ⑤ 오존층 파괴 / ⑥ 온실효과 / ⑦ 열섬효과 / ⑧ 열대야
⑨ 님비현상 / ⑩ 핌피현상 / ⑪ 바나나현상 / ⑫ 산성비

년도	협약명	규제대상
①	②★★★	113개국 정상들이 에 모여 '인간환경에 관한 UN 회의'를 열고 '인간환경 선언'을 선포하였다. 이 회의에서 '단 하나뿐인 지구'를 보전하자는 공동인식을 가짐
③	④	폐기물의 해양 투기로 인한 해양 오염을 방지하기 위한 국제협약
⑤	−	'UN환경계획기구(UNEP)'가 창설
⑥	⑦	오존층 보호를 위한 국제협약
⑧	⑨★★★	유해 폐기물의 국가 간 교역통제 협약(바젤 협약)을 채택
⑩	⑪★★★	오존층 파괴 물질인 염화불화탄소(CFCs)의 생산과 사용을 규제하려는 목적에서 제정한 협약
⑫	리우선언	지구환경 질서에 대한 기본 규범
	의제 21	리우 선언의 구체적인 실천계획이다.
	⑬★	지구 온난화를 일으키는 온실가스 배출량을 억제하기 위한 1기 기후변화 협약
	생물다양성 보존협약	지구상의 생물종을 보호하기 위한 협약
⑭	⑮★★	선진국의 온실 가스 감축이 주 내용으로 감축 대상가스는 이산화탄소(CO_2), 메탄(CH_4), 아산화질소(N_2O), 과불화탄소(PFC_S), 수소화불화탄소(HFC), 불화유황(SF_6) 등→ 2기 기후변화 협약
⑯	⑰	3기 기후변화방지 협약 로드맵
⑱	⑲★★	장기 목표 : "기온 상승폭을 2℃보다 훨씬 낮게, 1.5℃까지" → 5기 기후변화 협약(제21차 당사국 총회)

answer ① 1972년 / ② 스웨덴의 스톡홀름 / ③ 1972년 / ④ 런던협약 / ⑤ 1973년 / ⑥ 1985년 / ⑦ 비엔나협약 / ⑧ 1989년
⑨ 바젤 협약 / ⑩ 1989년 / ⑪ 몬트리올 의정서 / ⑫ 1992년 / ⑬ 기후변화방지협약 / ⑭ 1997년 / ⑮ 교토 의정서
⑯ 2007년 / ⑰ 발리 / ⑱ 2015년 / ⑲ 파리 협약

 Theme 03　공기의 구성

① (78%) ★	(1) 고기압 상태 시 중추신경계 마취 작용 (2) 잠함병(감압병) : 고기압에서 저기압으로 갑자기 복귀 시 발생하며 동통성 관절 장애를 수반 (3) 3기압 시 자극 증상, 4기압 시 마취 작용, 10기압 시 사망
② (21%)	인체가 산소의 증감에 적응할 수 있는 허용범위는 15~50% (1) 15% 이하 시 　① 대기 중 산소 농도가 15% 이하 시 발생 　② 10% 이하 시 호흡 곤란 　③ 7% 이하 시 질식 (2) 50% 이상 시 : 폐부종, 충혈, 호흡 억제, 서맥, 기침, 피로감

answer ① 질소 / ② 산소

③ (0.03%)	(1) 실내공기 오염지표로 사용 (2) 중독 　① (④)% 이상 시 질식 　② (⑤)% 이상 시 호흡 곤란

answer ③ 이산화탄소 / ④ 10% / ⑤ 7%

CHECK Point ⊕ 일산화탄소와 이산화탄소★

일산화탄소	이산화탄소
① 특징 : 무색, 무미, 무취, 무자극의 맹독성 가스 ② 발생원 : 석탄, 디젤, 휘발유의 불완전 연소 ③ 급성 중독 증상 : 전두부 긴박감, 두통, 피부혈관 확장, 권태, 현기, 시력저하, 구토, 시야 협착, 호흡과 맥박 증가. 허탈상태, 심하면 경련, 혼수, 사망 ④ 만성 중독 증상 : 기억력 감퇴, 불면증, 지각 이상, Parkinson syndrome, 무력증, 진전, 운동실조, 후각 마비 ⑤ Hb 친화력이 270~300배 정도 높아 조직 저산소증을 초래하며 중추신경계 기능을 저하시킨다. ⑥ 허용 기준치 • 실내 기준 : 10ppm(0.001%) • 실내 주차장 기준 : 25ppm • 작업장 내에서의 8시간 기준량 : 50ppm • 대기환경 기준 1시간 평균 : 25ppm	① 특징 : 무색, 무취, 산미의 자극성 가스 ② 발생원 : 동물의 대사, 연료 연소에서 발생 ③ 실내공기의 환기 상태를 평가하는 지표 : 위생학적인 허용기준 0.1%(공기 오염의 전반적인 상태를 간접적으로 판단) ④ CO_2의 정량이 비교적 용이하기 때문에 군집독의 기준이 된다. ⑤ 대기환경기준에는 포함되지 않음

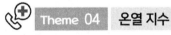

Theme 04 온열 지수

(1) 기후

① 기후형★

①	일교차가 크고, 여름은 고온 저기압을 형성하며, 겨울철 날씨는 맑은 편
②	기온변화가 육지보다 작고, 고온 다습하며, 자외선과 오존량이 많음
③	대륙성 기후의 극단 기후
④	풍량이 많고, 자외선과 오존량이 많음
⑤	기후가 온화하고 온도 교차가 적으며, 습도가 비교적 높음

answer ① 대륙성 기후 / ② 해양성 기후 / ③ 사막 기후 / ④ 산악 기후 / ⑤ 산림성 기후

② 기후 순화 : 인간이 다른 기후대로 이주하여 그 기후대의 기후 환경에 순응하는 과정

분류	①	기후 순화에는 연령, 성별, 생활양식, 인종 및 기질 등의 개인적 차이가 있다.
	②	영국, 프랑스인은 한대에 순응성이 있고, 스페인 및 이탈리아인은 열대에 순응성이 있다. 유대인 및 중국인은 각종 기후에 잘 순응한다.
순화기전 ★★★	③	새로운 기후환경에 대해 인체의 세포 또는 기관이 그 새로운 기후에 적응하는 것
	④	변화된 기후환경의 자극에 의하여 저하된 인체기능을 정상으로 회복하는 순응
	⑤	특정 기후환경에 대하여 약한 개체에 대한 최적 기후를 찾아내는 순응

answer ① 개인적 순응성 / ② 민족적 순응성 / ③ 대상적 순응성 / ④ 자극적 순응성 / ⑤ 수동적 순응성

(2) 온열 조건(기후의 4요소)★★

기온 ★	① 실외의 기온은 인간이 호흡하는 위치인 지상 1.5m에서 주위의 복사온도를 배제한 백엽상에서 측정한 건구온도를 말함 ② 실내 적정온도 : 거실 (①)℃, 침실 15±1℃, 병실 21±2℃★ ③ 일교차 : 하루 중 최저 기온은 일출 30분 전, 최고는 오후 2시경으로 그 온도 차를 말함 예 일교차는 • 내륙 (②) 해안 • 구름이 적은 날(③) 구름이 많은 날 • 계곡분지 (④) 산림 • 저위도 (⑤) 고위도가 일교차가 더 큼. 일교차의 경우 연교차처럼 위도의 영향을 많이 받지 않으나 대체적으로 저위도에서 일교차가 큰 편이다. 특히 사막 등의 건조한 지역의 경우는 저위도에서 일교차가 큰 편이다.
기습 ★★★	① (⑥) : 공기 중의 수증기량을 중량 또는 수증기압으로 표시한 것으로, 현재 공기 1m³ 중에 함유한 수증기량을 말함 ② (⑦) : 그 온도에 있어서 포화 수증기량 ③ (⑧) : 현재 공기 1m³가 포화상태에서 함유할 수 있는 수증기량과 현재 공기 중에 함유하고 있는 수증기량과의 비를 %로 표시한 것★★★ {(그 온도에 있어서 공기 중의 수증기량) /(그 온도에 있어서 포화수증기량)} × 100 ④ (⑨) = 포화 습도−절대 습도 ⑤ 쾌적 습도는 (⑩)%★
기류	① 쾌적한 기류 : 실내 0.2~0.3m/sec, 실외 (⑪)m/sec ② 불감 기류 : (⑫)m/sec 이하 ③ 기류는 실외의 경우 기압의 차에 의해, 실내의 경우는 온도의 차이에 의해 발생된다. ④ 측정기 ㉠ 실외 : 풍차속도계, 아네모메타 ㉡ 실내 : (⑬)온도계★ • 온도계의 눈금 : 최상눈금 100°F~최하눈금 95°F • 알코올이 100°F의 선에서 95°F선까지 강하한 시간(초)을 4~5회 되풀이하여 측정한 후 평균을 측정
복사열 ★	① 적외선에 의한 열이며, 태양에너지의 50%는 적외선임. ② 복사열은 (⑭)온도계로 측정 : 목적하는 위치에서 15~20분간 방치한 후 눈금을 읽는다.

answer ① 18±2 / ② > / ③ > / ④ > / ⑤ < / ⑥ 절대습도 / ⑦ 포화습도 / ⑧ 비교습도 / ⑨ 포차 / ⑩ 40~70 / ⑪ 1.0 / ⑫ 0.5
⑬ 카타 / ⑭ 흑구

(3) 온열조건의 종합작용(온열 지수)

①★	① 기온, 기습, 기류 3인자가 종합작용을 해 실제 인체에 주는 온도감각으로 체감온도라 함 ② 포화습도(100%), 정지공기(기류 0m/sec) 상태에서 동일한 온감을 주는 기온(℉)
②	바람이 없는 상태, 의복을 입은 상태에서 쾌감을 느낄 수 있는 조건은 온도 17~18℃, 습도 60~65%(온도와 습도의 관계는 반비례 관계)
③	① 체온조절에 있어서 가장 적절한 온도 ② 종류 table: 쾌적감각 온도 (주관적 최적 온도) — 감각적으로 인체에서 느끼는 가장 쾌적한 온도 최고생산 온도 (생산적 최적 온도) — 생산능률을 가장 최대로 올릴 수 있는 온도 기능적 지적 온도 (생리적 최적 온도) — 최소한의 에너지를 이용하여 최소한 생명을 유지하면서 최대의 활동능력을 발휘할 수 있는 온도(18±2℃)
④ ★★★	$DI = \{($건구온도 + 습구온도$)℃ \times 0.72\} + 40.6$ $= \{($건구온도 + 습구온도$)℉ \times 0.4\} + 15$ ① 기온과 기습의 영향에 의해 인체가 느끼는 불쾌감을 표시한 것 ② 불쾌지수와 불쾌감의 관계★★ • DI≥70이면, 약 10%의 사람들이 불쾌감을 느낌 • DI≥75이면, 약 50%의 사람들이 불쾌감을 느낌 • DI≥80이면, 거의 모든 사람들이 불쾌감을 느낌 • DI≥85이상이면, 모든 사람들(100%)이 견딜 수 없을 정도의 불쾌한 상태
⑤	기온, 기습, 기류의 세 요소가 종합하여 인체의 열을 빼앗는 힘.
⑥★	제2차 세계대전 시 열대지방에서 작전하는 미국 병사들의 고온장해를 방지하기 위하여 Minard가 고안 함 $WBGT(℉) = 0.7tw + 0.2tg + 0.1ta$(태양의 직사광선이 있는 옥외) $WBGT(℉) = 0.7tw + 0.3tg$(태양의 직사광선이 없는 옥외, 옥내) 주) tw : 습구온도, tg : 흑구온도, ta : 건구온도
⑦	기온, 기류, 기습, 복사열의 종합상태
⑧	기온, 복사열(특수 온도), 에너지 대사율로 산출

answer ① 감각온도 / ② 쾌감대 / ③ 최적온도 / ④ 불쾌지수 / ⑤ 카타냉각력 / ⑥ 습구흑구온도지수 / ⑦ 등가온도 / ⑧ TGE지수

Theme 05 공기의 자정 작용★★★

(1) 희석작용
(2) 강우, 강설 등에 의한 세정작용
(3) 산소, 오존, 산화수소 등에 의한 산화작용
(4) 자외선에 의한 살균작용
(5) 식물의 탄소동화작용에 의한 CO_2와 O_2의 교환작용
(6) 중력에 의한 침강작용

Theme 06 실내 공기오염

①★★	(1) 실내에 다수인이 밀집해 있을 때 실내의 환기가 불량해진 상태 (2) 실내공기 이산화탄소가스의 농도 (⑥)%(1,000ppm) 이상 시 발생함
②★	(1) 탄소나 탄소화합물이 산소의 공급이 불충분한 조건 하에서 연소하거나 이산화탄소가 탄소와 접촉하여 발생 (2) Hb는 산소보다 CO와의 친화력이 (⑦)배 이상
③	밀폐된 건물 내에서 근무하는 사람들은 두통, 현기증, 피로, 인후통, 메스꺼움, 졸음, 눈의 자극, 집중력 감소 등을 호소, 보통 사무실 근로자의 20~30%가 경험한 것으로 보고되고 있어, 사무실의 직업병이라 불리움
④★	(1) 벽지, 바닥재, 페인트 등에서 나오는 포름알데히드, 벤젠, 톨루엔, 클로로포름, 아세톤, 스텔렌 등의 발암물질 등이 원인이 됨. (2) 예방법 　① 화학물질을 함유하고 있는 마감재 대신 친환경 소재의 사용 　② 실내공기 가열방법(⑧)의 사용 　③ 공기 정화용품의 사용
⑤	(1) 습기찬 벽지와 벽 안에 곰팡이, 배수관에서 새어 나오는 각종 유해가스 등 (2) 예방법 : 환풍장치, 습기 제거, 맑은 배수관의 교체

answer ① 군집독 / ② 일산화탄소 중독 / ③ 빌딩증후군 / ④ 새집증후군 / ⑤ 헌집증후군 / ⑥ 0.1 / ⑦ 200 / ⑧ Bake out

오염물질 항목 다중이용시설	미세먼지 (PM-10) ($\mu g/m^3$)	미세먼지 (PM-2.5) ($\mu g/m^3$)	이산화탄소 (ppm)	포름 알데하이드 ($\mu g/m^3$)	총부유 세균 (CFU/m^3)	일산화탄소 (ppm)
가. 지하역사, 지하도상가, 철도역사의 대합실, 여객자동차터미널의 대합실, 항만시설 중 대합실, 공항시설 중 여객터미널, 도서관·박물관 및 미술관, 대규모 점포, 장례식장, 영화상영관, 학원, 전시시설, 인터넷컴퓨터게임시설제공업의 영업시설, 목욕장업의 영업시설	① 이하	② 이하	③ 이하	100 이하	–	④ 이하
나. 의료기관, 산후조리원, 노인요양시설, 어린이집, 실내 어린이놀이시설	75 이하	35 이하		80 이하	800 이하	
다. 실내주차장	200 이하	–		100 이하	–	25 이하
라. 실내 체육시설, 실내 공연장, 업무시설, 둘 이상의 용도에 사용되는 건축물	200 이하	–	–	–	–	–

answer ① 100 / ② 50 / ③ 1,000 / ④ 10

오염물질 항목 다중이용시설	이산화질소 (ppm)	라돈 (Bq/m^3)	총휘발성 유기화합물 ($\mu g/m^3$)	곰팡이 (CFU/m^3)
가. 지하역사, 지하도상가, 철도역사의 대합실, 여객자동차터미널의 대합실, 항만시설 중 대합실, 공항시설 중 여객터미널, 도서관·박물관 및 미술관, 대규모점포, 장례식장, 영화상영관, 학원, 전시시설, 인터넷컴퓨터게임시설제공업의 영업시설, 목욕장업의 영업시설	0.1 이하	148 이하	500 이하	–
나. 의료기관, 어린이집, 노인요양시설, 산후조리원, 실내 어린이놀이시설	0.05 이하		400 이하	500 이하
다. 실내주차장	0.30 이하		1,000 이하	–

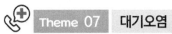

대기오염물질의 배출원 형태 ★	점오염원	화력발전소 등과 같은 대형 배출시설에서 배출되는 것으로 황산화물, 질소산화물이 주요 오염원
	선오염원	자동차, 기차, 비행기, 선박과 같이 일정한 길을 이동하면서 배출하는 형태
	면오염원	도시지역에서 일반주택과 같은 소규모 배출시설이 밀집해 분포하는 형태

1차 오염물질 ★★★	(1) 공장의 굴뚝, 자동차의 배기관을 통하여 대기로 직접 배출된 물질을 말함 (2) 종류		
	입자상 물질	분진 (먼지, Dust)	① 강하분진 : 분진 중 $10\mu m$ 이상의 크기를 ② 부유분진 : 입자가 $10\mu m$ 이하의 크기
		연무(Mist)	가스나 증기의 응축에 의해 생성된 대략 $2{\sim}200\mu m$ 크기의 입자상 물질
		연기 (Smoke)	「대기환경보전법」에 의하면 배출시설에서 나오는 검댕, 황산화물, 기타 연료의 연소 시에 발생하는 물질
		훈연 (흄, Fume)	보통 광물질의 용해나 산화 등의 화학반응에서 증발한 가스가 대기 중에서 응축하여 생기는 $0.001{\sim}1\mu m$의 고체입자
	가스상 물질		암모니아, 일산화탄소, 황산화물, 질소산화물, 이산화질소, 황화수소, 염화수소, 탄화수소, 이산화탄소

2차 오염물질 ★★★	(1) 종류 : 오존(O_3), 알데히드(RCHO), PAN(Peroxy Acetyl Nitrate), PBN, NO_2
	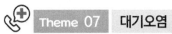 〈광화학적 스모그의 발생기전(2차 오염물질)〉

기온 역전 ★★★	①	낮 동안의 태양복사열이 큰 경우 지표 온도는 높아지나 밤에는 복사열이 적어 지표 온도가 낮아져서 발생
	②	맑은 날 고기압 중심부에서 공기가 침강해 압축을 받아 따뜻한 공기층을 형성하는 것

answer ① 복사성 역전 / ② 침강성 역전

항목	런던형 스모그(①)	로스앤젤레스형 스모그(②)
발생 시 온도	1~4℃	24~32℃
발생 시의 습도	85% 이상	70% 이하
기온역전의 종류	③	④
풍속	무풍	5m/sec
스모그 최성 시의 시계	100m 이하	1.6~0.8km 이하
가장 발생하기 쉬운 달	⑤	⑥
주된 사용연료	석탄과 석유계	석유계
주된 성분	⑦, CO, 입자상 물질	⑧, NO_2, CO, 유기물
반응 유형	열적	광화학적, 열적
화학적 반응	⑨	⑩
최다 발생시간	이른 아침	낮
인체에 대한 영향	기침, 가래, 호흡기계질환	눈의 자극

(스모그 현상)

answer ① 흑색스모그 / ② 백색스모그 / ③ 복사성 역전 / ④ 침강성 역전 / ⑤ 12~1월 / ⑥ 8~9월 / ⑦ SO_x
⑧ O_3 / ⑨ 환원 / ⑩ 산화

오존층 파괴 ★

(1) 오존층 파괴 원인 : 염화불화탄소, NO_x, 브롬
(2) 오존층 파괴의 영향 : 자외선으로 인한 면역의 감소, 피부암·백내장 등의 발병 위험 증대, 지구상의 기후변화, 농작물·식물의 발육 부진, 생태계의 파괴

오존 ★

대기환경보전법 시행규칙 별표 7

경보단계	발령 기준
주의보	기상조건 등을 고려해 해당 지역의 대기자동측정소 오존농도가 (①)ppm 이상일 때
경보	기상조건 등을 고려해 해당 지역의 대기자동측정소 오존농도가 (②)ppm 이상일 때
중대경보	기상조건 등을 고려해 해당 지역의 대기자동측정소 오존농도가 (③)ppm 이상일 때

answer ① 0.12 / ② 0.3 / ③ 0.5

CHECK Point 🔍 청정대기법(Clean Air Act 1956)★

(1) 영국 의회가 12,000명이 사망한 1952년 그레이트 스모그(런던스모그)에 대한 대책으로 1956년에 제정한 법률이다.
(2) 동법은 대기 오염을 줄이는 많은 방법을 소개하는데, 특히 일부 마을과 도시에 연기 통제 구역(smoke control areas)을 설정하여 해당 구역에서는 오직 무연 연료만을 태우도록 하는 방법을 소개한다. 가정용 난방 연료를 무연탄, 전기, 가스로 대체하여 주택에서 발생하는 아황산가스(sulphur dioxide)와 연기 공해의 발생량을 줄이도록 하고 있다. 도시의 대기 오염을 줄이기 위해, 도시 주변의 발전소를 멀리 이전시키고 발전소 굴뚝의 높이를 더 높이도록 하고 있다.
(3) 동법은 환경 보호를 위한 법적 토대의 발전의 측면에서 중요한 이정표로 평가받고 있다.

1. "기후 · 생태계 변화유발물질"이란 지구온난화 등으로 생태계의 변화를 가져올 수 있는 기체상물질(氣體狀物質)로서 온실가스와 환경부령으로 정하는 것을 말한다.
2. "온실가스"란 적외선 복사열을 흡수하거나 다시 방출하여 온실효과를 유발하는 대기 중의 가스상태 물질로서 이산화탄소, 메탄, 아산화질소, 수소불화탄소, 과불화탄소, 육불화황을 말한다.
3. "가스"란 물질이 연소 · 합성 · 분해될 때에 발생하거나 물리적 성질로 인하여 발생하는 기체상물질을 말한다.
4. "입자상물질(粒子狀物質)"이란 물질이 파쇄 · 선별 · 퇴적 · 이적(移積)될 때, 그 밖에 기계적으로 처리되거나 연소 · 합성 · 분해될 때에 발생하는 고체상(固體狀) 또는 액체상(液體狀)의 미세한 물질을 말한다.
5. "먼지"란 대기 중에 떠다니거나 흩날려 내려오는 입자상물질을 말한다.
6. "매연"이란 연소할 때에 생기는 유리(遊離) 탄소가 주가 되는 미세한 입자상물질을 말한다.
7. "검댕"이란 연소할 때에 생기는 유리(遊離) 탄소가 응결하여 입자의 지름이 1미크론 이상이 되는 입자상물질을 말한다.
8. "공회전제한장치"란 자동차에서 배출되는 대기오염물질을 줄이고 연료를 절약하기 위하여 자동차에 부착하는 장치로서 환경부령으로 정하는 기준에 적합한 장치를 말한다.
9. "온실가스 배출량"이란 자동차에서 단위 주행거리당 배출되는 이산화탄소(CO_2) 배출량(g/km)을 말한다.
10. "온실가스 평균배출량"이란 자동차제작자가 판매한 자동차 중 환경부령으로 정하는 자동차의 온실가스 배출량의 합계를 해당 자동차 총 대수로 나누어 산출한 평균값(g/km)을 말한다.
11. "장거리이동대기오염물질"이란 황사, 먼지 등 발생 후 장거리 이동을 통하여 국가 간에 영향을 미치는 대기오염물질로서 환경부령으로 정하는 것을 말한다.

항목	기준	항목	기준
아황산가스 (SO_2)	• 연간 평균치 0.02ppm 이하 • 24시간 평균치 0.05ppm 이하 • 1시간 평균치 0.15ppm 이하	일산화탄소 (CO)	• 8시간 평균치 9ppm 이하 • 1시간 평균치 25ppm 이하
이산화질소 (NO_2)	• 연간 평균치 0.03ppm 이하 • 24시간 평균치 0.06ppm 이하 • 1시간 평균치 0.10ppm 이하	미세먼지 (PM-10)	• 연간 평균치 $50\mu g/m^3$ 이하 • 24시간 평균치 $100\mu g/m^3$ 이하
초미세먼지 (PM-2.5)	• 연간 평균치 $15\mu g/m^3$ 이하 • 24시간 평균치 $35\mu g/m^3$ 이하	오존 (O_3)	• 8시간 평균치 0.06ppm 이하 • 1시간 평균치 0.1ppm 이하
납(Pb)	• 연간 평균치 $0.5\mu g/m^3$ 이하	벤젠	• 연간 평균치 $5\mu g/m^3$ 이하

(1) 개념 : 어떤 독성물질이나 위험상황에 노출되어 나타날 수 있는 개인 혹은 인구집단의 건강 피해 확률을 추정하는 과학적인 과정으로 미국 국립연구위원회에서 기틀을 제공하고 있다.
(2) 단계
　① 위험성 확인　　　② 용량-반응 평가
　③ 노출 평가　　　　④ 위해도 결정

Theme 09 | **물**

(1) 물의 자정 작용★

물리적 작용	① 희석　　② 침전　　③ 자외선 살균
화학적 작용	① 산화 : 수중 유기물질이 호기성 세균에 의해 분해되는 현상 ② 환원 : 오염이 심한 물속에 침전된 유기물질이 혐기성 균에 의해 분해되는 현상 ③ 폭기
생물학적 작용	① 미생물에 의한 유기물질의 분해, 수중생물에 의한 포식작용 등 세균과 길항작용을 해 살아가는 물질에 의해 정화됨 ② 또는 물벌레, 각종 곤충의 유충, 연체동물, 물고기 등이 발생해 물속에 있는 유기물질을 소비하여 물은 정화됨
물리화학적 작용	응집, 흡착

(2) 상수도 수원

천수	비나 눈으로 내리는 물로 대기가 오염되면 매연, 분진, 세균의 오염이 많다.
지표수	지표면에 고인 하천, 호수 등의 물로, 우리나라의 상수도는 대부분 지표수를 사용하고 있다.
지하수	지하로 침투한 물로 지각의 윗부분인 토양층과 암석층에 보관
복류수	지하수면이 하천수와 밀착해서 있는 물로 지하수와는 달리 확실히 흐름이 있으나, 지표수와의 교환이 이루어져 수질적으로는 지표수와 거의 비슷하며, 탁도가 지표수보다는 낮다.

CHECK Point ⊕ 위플(Whipple)의 4지대

(1) 분해 지대
　① 여름철 온도에서 용존 산소 포화치의 45%에 해당하는 용존 산소를 지닌 하천지점의 지대를 의미한다.
　② 세균과 균류의 성장이 활발하다.
　③ DO가 급격히 감소하여 세균수, 이산화탄소, 탁도, 부유물질 등이 증가하게 된다.

(2) 활발한 분해 지대
　① DO가 거의 없어 혐기성 박테리아가 번식한다.
　② 이산화탄소, NH_4^+, NH_3^- N, H_2S 농도가 증가하게 된다.
　③ DO가 가장 낮은 단계이다.

(3) 회복 지대
　① DO가 증가함에 따라 물이 차츰 깨끗해진다.
　② 아질산염, 질산염의 농도가 증가한다.
　③ 원생 동물, 윤충류, 갑각류가 번식하기 시작한다.
　④ 생무지, 황어, 은빛 담수어 등의 물고기가 살기 시작한다.

(2) 정수 지대 : 깨끗한 상태

Theme 10 정수법

상수도는 수원지에서 도수로를 통해 정수장에 유입된 후 정수과정을 거쳐 송수로를 따라 배수지에 이른다. 배수지에서는 수돗물이 급수관을 따라 가정이나 학교 등의 수요자에게 공급된다.

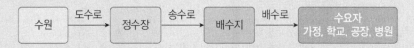

* 정수법(Water Purification) : 물의 정수는 희석, 침전, 일광 소독, 산화작용, 생물의 식균작용 등의 자정작용에 의해서도 일어나지만 먹는 물로 사용하기 위해서는 다음과 같은 정수 처리가 필요하다.

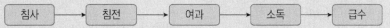

폭기 ★	(1) 이산화탄소, 메탄, 황화수소 등의 가스류를 분류하고 이산화탄소를 제거시킴으로써 물의 pH가 높아짐 (2) 냄새와 맛을 제거시키며 물의 온도를 냉각시킴		

침전	보통 침전 (= 단독 침전, 중력 침전)	㉠ 자연침강에 의해 현탁 입자를 분리하는 것으로 시간이 오래 걸리고 설비시설이 커야 함 ㉡ 완속여과의 전 처리과정
	약품 침전 (=응집 침전)	㉠ 보통 침전으로는 잘 가라앉지 않는 작고 가벼운 물질에 약품을 넣어주면 floc을 형성해서 침강되는 것 ㉡ 급속여과의 전 처리과정

구분	완속여과법	급속여과법
침전법	①	②
여과 속도	3m/일	120m/일
사용 일수	20~60일	12시간~2일
모래층 청소	③	④
탁도, 색도가 높을 때 이끼류가 발생하기 쉬운 장소 수면이 동결하기 쉬운 장소	⑤	⑥
면적	⑦	⑧
비용	건설비는 많이 드나 경상비는 적게 듦	건설비는 적게 드나 경상비가 많이 듦
세균 제거율	(⑨)	(⑩)

answer ① 보통침전법 / ② 약품침전법 / ③ 사면대치 / ④ 역류세척 / ⑤ 불리 / ⑥ 좋음 / ⑦ 광대한 면적
⑧ 좁은 면적이어도 됨 / ⑨ 98~99% / ⑩ 95~98%

소독	(1) 가열법 : 자비소독(100℃ 끓는 물에서 15~20분간)이 가장 안전한 소독법으로 대부분의 병원균은 사멸(음료수 소독의 목적)되나 소규모의 음료수에만 적용되는 단점이 있음

(1) 가열법 : 자비소독(100℃ 끓는 물에서 15~20분간)이 가장 안전한 소독법으로 대부분의 병원균은 사멸(음료수 소독의 목적)되나 소규모의 음료수에만 적용되는 단점이 있음

(2) 자외선법 : 파장 2,500~2,800 Å에서 가장 살균력이 크나 투과력이 약하여 물이 혼탁하거나 색이 있을 때는 표면만 소독되므로 사용가치가 적고, 가격이 비쌈

(3) 오존★

장점	• pH 변화에 상관없이 강력한 살균력을 발휘한다. • THM을 형성하지 않는다. • 공기와 전력만 있으면 필요량을 쉽게 만들 수 있다.
단점	• 잔류성이 없어 살균 후 미생물 증식에 의한 2차 오염 위험이 있다. • 반감기가 짧아 처리장에 오존 발생기가 있어야 한다. • 오존 시설장비가 복잡하여 고도의 운전 기술이 필요하다. • 가격이 비싸다.

(4) 화학적 소독법(염소소득)★

① 상수도 소독에 가장 많이 쓰이며 살균력이 좋고 잔류효과도 좋음.

② 염소는 강한 산화력을 갖고 있기 때문에, 유기물과 환원성 물질에 접촉하면, 살균력이 소모되므로 잔류염소가 필요한데, 잔류염소란 Break Point가 지날 때까지 염소를 넣어주는 것을 말함. 유리 잔류염소는 (①)ppm 이상, 결합잔류염소는 (②)ppm 이상이면 충분함(단, 유사 시는 유리잔류염소는 (③)ppm 이상, 결합잔류염소는 (④)ppm 이상이어야 함)

장점	단점
㉠ 강한 소독력 : 염소의 살균력은 온도가 높고, 반응시간이 길고, 주입농도가 높을수록 또 낮은 pH에서 강함. 염소는 대장균, 소화기계통의 전염성 병원균(수인성)에 특히 효과가 큼 ㉡ 큰 잔류 효과 ㉢ 값싼 경비 ㉣ 간단한 조작	냄새가 많고 독성(유기물과 결합해 발암물질인 THM 트리할로메탄 생성)이 있음

answer ① 0.1 / ② 0.4 / ③ 0.4 / ④ 1.8

CHECK Point ⊕ 스토크 법칙

물과 같은 유체 속에서 부유물질과 같은 구형 입자가 침강하는 속도를 표현하는 법칙이다.

$$V_s = \frac{g(p_p - p_f)d^2}{18\mu}$$

V_s : 입자의 침강속도(cm/sec)　　g : 중력 가속도(980cm/sec²)　　p_p : 입자의 밀도(g/cm³)

p_f : 액체의 밀도(g/cm³)　　d : 입자의 직경(cm)　　μ : 액체의 점성 계수(g/cm · sec)

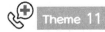
<수질검사의 횟수(먹는물 수질기준 및 검사 등에 관한 규칙 제4조) <개정 2021.9.16.>>

구분	검사 대상	횟수
정수장에서의 검사	①	매일 1회 이상
	일반 세균, 총대장균군, 대장균 또는 분원성 대장균군, 암모니아성 질소, 질산성 질소, 과망간산칼륨 소비량 및 증발잔류물에 관한 검사	매주 1회 이상
	미생물에 관한 기준, 건강상 유해한 무기물질 및 유기물질에 관한 기준, 심미적 영향물질에 관한 기준에 관한 검사	매월 1회 이상
	소독제 및 소독 부산물질에 관한 기준에 관한 검사(다만, 총 트리할로메탄, 클로로포름, 브로모디클로로메탄 및 디브로모클로로메탄은 매월 1회 이상)	매 분기 1회 이상
수도꼭지에서의 검사	일반 세균, 총대장균군, 대장균 또는 분원성 대장균군, 잔류염소에 관한 검사	매월 1회 이상
	정수장별 수도관 노후지역에 대한 일반 세균, 총대장균군, 대장균 또는 분원성 대장균군, 암모니아성 질소, 동, 아연, 철, 망간, 염소이온 및 잔류염소에 관한 검사	매월 1회 이상

answer ① 냄새, 맛, 색도, 탁도(濁度), 수소이온 농도 및 잔류염소에 관한 검사

■ 먹는물 수질기준 및 검사 등에 관한 규칙 [별표 2]

<검사대상 수도꼭지의 추출기준(제4조 제3항 관련)>

급수인구(명)	수질검사대상 수도꼭지의 수(개)	
5,000 미만	1	
5,000 이상 ~ 50,000 미만	급수인구 5,000명당	1
50,000 이상 ~ 100,000 미만	급수인구 7,000명당	1 + 2
100,000 이상 ~ 500,000 미만	급수인구 8,000명당	1 + 4
500,000 이상 ~ 1,000,000 미만	급수인구 15,000명당	1 + 33
1,000,000 이상	급수인구 30,000명당	1 + 66

[비고] 검사대상 수도꼭지의 수를 산정할 때 소수점 이하 자리는 올려서 계산한다.

미생물에 관한 기준 ★★★	(1) 일반세균은 1mL 중 (①)CFU(Colony Forming Unit)를 넘지 아니할 것. (2) 총 대장균군은 (②)mL(샘물 · 먹는샘물, 염지하수 · 먹는염지하수 및 먹는해양심 층수의 경우에는 250mL)에서 검출되지 아니할 것. (3) 대장균 · 분원성 대장균군은 100mL에서 검출되지 아니할 것. **answer** ① 100 / ② 100

건강상 유해영향
무기물질에
관한 기준
★★★
	① 납은 (①)mg/L를 넘지 아니할 것
	② 불소는 (②)mg/L(샘물 · 먹는샘물 및 염지하수 · 먹는염지하수의 경우 2.0mg/L)
	    를 넘지 아니할 것
	③ 비소는 0.01mg/L(샘물 · 염지하수의 경우에는 0.05mg/L)를 넘지 아니할 것
	④ 셀레늄은 0.01mg/L(염지하수의 경우에는 0.05mg/L)를 넘지 아니할 것
	⑤ 수은은 (③)mg/L를 넘지 아니할 것
	⑥ 시안은 0.01mg/L를 넘지 아니할 것
	⑦ 크롬은 (④)mg/L를 넘지 아니할 것
	⑧ 암모니아성 질소는 (⑤)mg/L를 넘지 아니할 것
	⑨ 질산성 질소는 (⑥)mg/L를 넘지 아니할 것
	⑩ 카드뮴은 (⑦)mg/L를 넘지 아니할 것
	⑪ 붕소는 1.0mg/L를 넘지 아니할 것(염지하수의 경우 적용하지 아니함)
	⑫ 브롬산염은 0.01mg/L를 넘지 아니할 것(수돗물, 먹는샘물, 염지하수 · 먹는염지
	    하수, 먹는해양심층수 및 오존으로 살균 · 소독 또는 세척 등을 해 음용수로 이용하
	    는 지하수만 적용)
	⑬ 스트론튬은 4mg/L를 넘지 아니할 것(먹는염지하수 및 먹는해양심층수의 경우만
	    적용)
	⑭ 우라늄은 30mg/L를 넘지 않을 것[수돗물(지하수를 원수로 사용하는 수돗물), (샘
	    물, 먹는샘물, 먹는염지하수 및 먹는물공동시설의 물의 경우에만 적용)]
	
	answer ① 0.01 / ② 1.5 / ③ 0.001 / ④ 0.05 / ⑤ 0.5 / ⑥ 10 / ⑦ 0.005

건강상 유해영향 유기물질에 관한 기준 ★★	① 페놀은 0.005mg/L를 넘지 아니할 것 ② 다이아지논은 0.02mg/L를 넘지 아니할 것 ③ 파라티온은 0.06mg/L를 넘지 아니할 것 ④ 페니트로티온은 0.04mg/L를 넘지 아니할 것 ⑤ 카바릴은 0.07mg/L를 넘지 아니할 것 ⑥ 1,1,1-트리클로로에탄은 0.1mg/L를 넘지 아니할 것 ⑦ 테트라클로로에틸렌은 0.01mg/L를 넘지 아니할 것 ⑧ 트리클로로에틸렌은 0.03mg/L를 넘지 아니할 것 ⑨ 디클로로메탄은 0.02mg/L를 넘지 아니할 것 ⑩ 벤젠은 0.01mg/L를 넘지 아니할 것 ⑪ 톨루엔은 0.7mg/L를 넘지 아니할 것 ⑫ 에틸벤젠은 0.3mg/L를 넘지 아니할 것 ⑬ 크실렌은 0.5mg/L를 넘지 아니할 것 ⑭ 1,1-디클로로에틸렌은 0.03mg/L를 넘지 아니할 것 ⑮ 사염화탄소는 0.002mg/L를 넘지 아니할 것 ⑯ 1,2-디브로모-3-클로로프로판은 0.003mg/L를 넘지 아니할 것 ⑰ 1,4-다이옥산은 0.05mg/L를 넘지 아니할 것

소독제 및 소독 부산물질에 관한 기준 ★★★	① 잔류 염소(유리잔류 염소를 말한다)는 (**①**)mg/L를 넘지 아니할 것 ② 총트리할로메탄은 (**②**)mg/L를 넘지 아니할 것 ③ 클로로포름은 0.08mg/L를 넘지 아니할 것 ④ 브로모디클로로메탄은 0.03mg/L를 넘지 아니할 것 ⑤ 디브로모클로로메탄은 0.1mg/L를 넘지 아니할 것 ⑥ 클로랄하이드레이트는 0.03mg/L를 넘지 아니할 것 ⑦ 디브로모아세토니트릴은 0.1mg/L를 넘지 아니할 것 ⑧ 디클로로아세토니트릴은 0.09mg/L를 넘지 아니할 것 ⑨ 트리클로로아세토니트릴은 0.004mg/L를 넘지 아니할 것 ⑩ 할로아세틱에시드(디클로로아세틱에시드, 트리클로로아세틱에시드 및 디브로모 아세틱에시드의 합으로 함)는 0.1mg/L를 넘지 아니할 것 ⑪ 포름알데히드는 0.5mg/L를 넘지 아니할 것 **answer** ① 4.0 / ② 0.1
심미적 영향물질에 관한 기준 ★★★	① 경도는 1,000mg/L ② 과망간산칼륨 소비량은 (**①**)mg/L를 넘지 아니할 것 ③ 냄새와 맛은 소독으로 인한 냄새와 맛 이외의 냄새와 맛이 있어서는 아니될 것. 다 만, 맛의 경우는 샘물, 염지하수, 먹는샘물 및 먹는물공동시설의 물에는 적용하지 아니함 ④ 동은 1mg/L를 넘지 아니할 것 ⑤ 색도는 (**②**)도를 넘지 아니할 것 ⑥ 세제(음이온 계면활성제)는 0.5mg/L를 넘지 아니할 것. ⑦ 수소이온 농도는 pH (**③**) 이상 pH (**④**) 이하이어야 할 것. ⑧ 아연은 3mg/L를 넘지 아니할 것 ⑨ 염소이온은 250mg/L를 넘지 아니할 것 ⑩ 증발잔류물은 수돗물의 경우에는 500mg/L, 먹는염지하수 및 먹는해양심층수의 경우에는 미네랄 등 무해성분을 제외한 증발잔류물이 500mg/L를 넘지 아니할 것 ⑪ 철은 (**⑤**)mg/L를 넘지 아니할 것. 다만, 샘물 및 염지하수의 경우에는 적용하지 아니함 ⑫ 망간은 (**⑥**)mg/L(수돗물의 경우 0.05mg/L)를 넘지 아니할 것. ⑬ 탁도는 (**⑦**)NTU(Nephelometric Turbidity Unit)를 넘지 아니할 것. ⑭ 황산이온은 200mg/L를 넘지 아니할 것. ⑮ 알루미늄은 (**⑧**)mg/L를 넘지 아니할 것 **answer** ① 10 / ② 5 / ③ 5.8 / ④ 8.5 / ⑤ 0.3 / ⑥ 0.3 / ⑦ 1 / ⑧ 0.2
방사능에 관한 기준(염지하수의 경우에만 적용)	① 세슘(Cs-137)은 4.0mBq/L를 넘지 아니할 것 ② 스트론튬(Sr-90)은 3.0mBq/L를 넘지 아니할 것 ③ 삼중수소는 6.0Bq/L를 넘지 아니할 것

예비 처리 (1차처리) : 물리적 처리방식 ★★	(1) Screening : 유형의 큰 부유물질을 스크린으로 제거하는 방법. (2) 침사법 : 토사 등의 큰 물질을 가라앉히는 단계 (3) 침전법		
	보통침전	물리적 침전작용을 이용한 방법이며 하수 유속을 극히 느리게 하거나 완전히 정지시켜서 부유물질을 침전 제거하는 방법	
	약품침전	보통 침전으로 침전되지 않은 미세 부유물질에 약품(황산알미늄, 알미늄명반)을 가하여 응집시켜 침전 제거하는 방법	

본 처리 (2차처리) : 생물학적 처리	혐기성 처리	①	단순한 Tank에 하수를 넣은 후 산소를 차단해 혐기성 균에 의한 분해가 이루어지게 하고 찌꺼기는 소화되게 하는 방식으로 가스가 발생하므로 악취나는 것이 단점
		②	부패실에서 냄새가 역류해 밖으로 나오지 않도록 고안
		③	**혐기성 소화에 가장 많이 이용되는 방법** ① 혐기성 처리의 조건 • BOD 농도가 높고 가능하면 단백질, 지방 함량이 높은 것이 좋다. • 무기성 영양소가 충분히 있어야 한다. • 독성 물질이 없어야 한다. • 높은 온도가 좋다. ② 발생 가스 : 메탄, 탄산가스, 암모니아, 메르캅탄, 황화수소, Indole
	호기성 처리	④ ★★★	하수를 여상 위에 살포하면 호기성 세균의 작용으로 생물막을 형성. 생물막의 표면에서는 호기성 세균의 활동이 활발하나, 막의 저부에서는 산소공급이 차단되므로 혐기성 세균이 증식하여 무기물을 분해하는 방법
		⑤ ★★★	호기성 균이 풍부한 오니를 25% 첨가해 충분한 산소를 공급함으로써 유기물이 산화작용에 의해 정화되는 방법
		⑥	수중의 유기물은 호기성 세균에 의해 산화 분해되어 CO_2, H_2O 등을 생성한다. 그러면 생성된 CO_2를 조류가 광합성에 이용하여 산소를 생성한다. 따라서 호기성 박테리아와 조류는 수중에서 공생관계를 갖고 있다.
		⑦	수십에서 수백 개의 플라스틱 원판을 물속에 절반 정도 잠기게 해 천천히 회전하면서 생물막이 물에 잠길 때는 미생물이 유기물을 섭취하고, 물 밖으로 나오면 공기 중의 산소를 이용하여 호기성 조건에서 하수가 처리된다.

answer ① 부패조 / ② Imhoff Tank / ③ 메탄 발효법 / ④ 살수여상법 / ⑤ 활성오니법 / ⑥ 산화지법
⑦ 회전 원판법

호기성 처리법과 혐기성 처리법

호기성 처리	혐기성 처리
반응속도가 빠름	반응속도가 느림
최종생성물 에너지 함량 낮음(BOD 낮음)	최종생산물 에너지 함량이 높음(BOD 높음)

슬러지 생산량이 많음	슬러지 생산량이 적음
저농도 폐수에 적합	고농도 폐수에 적합
냄새가 적음	냄새가 심함
시설비가 적게 듦	시설비가 많이 듦
소규모에 적합	대규모에 적합
산소공급 등 동력을 필요로 해 유지비가 많이 듦	동력이 필요 없으므로 유지비가 적게 듦
CO_2, SO_2, NO_2 등이 발생	CH_4, CO_2, H_2S, NH_3 등이 발생
최종 NO_3-N의 형태로 방출	최종 NH_3-N의 형태로 방출

3차 처리	물리, 화학, 생물학적 처리방식을 조합해 2차 처리에서 제거되지 않은 유기물 이외에 질소, 인과 같은 영양물질을 제거하는 고도의 처리과정. 보통 도시 하수처리에는 생물학적 2차 처리가 주로 채택됨
최종 침전지	부유성 고형물을 중력 침전으로 제거하는 시설로 여기에서 BOD, SS가 각각 30%, 40% 정도가 제거됨
오니처리	육상투기, 해상투기, 퇴비, 소각

CHECK Point ⊕ 표준 활성오니법

농축조	최초 침전지 및 최종 침전지에서 발생된 슬러지를 농축시켜 소화조로 이송
소화조	농축된 슬러지의 유기물을 혐기성 상태에서 분해하여 감량화, 안정화, 안전화 시키고 부산물인 메탄 가스 생성
탈수기	소화과정을 거친 액체성 슬러지를 탈수하여 고체성 케익으로 생산
탈황장치	소화가스 성분 중에 포함된 유황분을 제거

CHECK Point ⊕ 응집제의 종류

황산알루미늄	• 저렴하고 무독성이기 때문에 현재 가장 많이 사용하고 있다. • 부식성이나 자극성이 없고, 취급이 용이하다. • 철염에 비해 flock이 가볍다.
철염	• 황산알루미늄에 비해 flock이 무거워 빨리 침강된다.

CHECK Point ⊕ 공공하수·간이공공하수 처리시설 방류수 수질기준(하수도법 시행규칙 [별표 1, 2])

구분		생물화학적 산소요구량 (BOD) (mg/L)	총유기 탄소량 (TOC) (mg/L)	부유물질 (SS) (mg/L)	총질소 (T-N) (mg/L)	총인 (T-P) (mg/L)	총대장균 군수 (개/mL)	생태 독성 (TU)
1일 하수처리 용량 500m³ 이상	I 지역	5 이하	15 이하	10 이하	20 이하	0.2 이하	1,000 이하	1 이하
	II 지역	5 이하	15 이하	10 이하	20 이하	0.3 이하	3,000 이하	
분뇨		30 이하	30 이하	30 이하	60 이하	8 이하	3,000 이하	

Theme 13 수질오염

(1) 수질오염원★★

점오염원	생활하수, 산업폐수, 축산폐수
	발생량 기준 : ①
	생물학적 산소요구량 기준 : ②
비 점오염원	오염원 확인이 어렵고 규제관리가 용이하지 않은 오염원으로, 잔류성이 문제되는 농약류, 질소와 인이 문제가 되고 있는 화학비료 및 거품이 과다하게 발생되는 합성세제가 대표적이며, 양식장 농경지배수 등이 이에 해당됨.

answer ① 생활 하수 > 산업 폐수 > 축산 폐수 / ② 산업 폐수 > 생활 하수 > 축산 폐수

(2) 수질오염 사건

①★★	968년 일본 기타큐슈에서 (주)가네미창고 제품인 미강유(쌀겨기름·현미오일)에 의해 가네미 사건이 발생
②★	1950년대 말 합성세제가 다량 함유되어 있는 하수가 레만호에 유입되면서 부영양화 현상으로 인해 심한 악취와 어패류의 폐사로 인해 발생
③★	1953~1960년까지 체코슬로바키아에서 발생된 질산성 질소에 의한 대표적인 식수 오염 사건
러브캐널 사건	1977년 미국의 뉴욕주 펄스에서 복합 화학물질로 인해 토양과 지하수가 독극물과 발암성 물질로 오염되어 발생한 사건
페놀사건	1991년 봄 구미공단의 한 공장에서 페놀이 유출되어 인근의 옥계천으로 흘러들어 낙동강 상수원을 오염시킨 사건

answer ① PCB 중독 / ② 스위스 레만호 사건 / ③ 체코 블루베이비 사건

(3) 수질오염 지표

용존산소 (DO) ★★★	물에 녹아있는 산소량을 ppm으로 표시한 것	
	용존산소가 감소되는 경우	용존산소를 증가시키는 조건
	㉠ 오염물질의 농도가 높고 유량이 적을 때 ㉡ 염류농도가 높을수록 ㉢ 분해성 유기물질(오탁물)이 많이 존재할 경우 ㉣ 하천바닥의 침전물이 용출될 경우 ㉤ 조류가 호흡을 할 경우	㉠ 공기방울이 (①) ㉡ 기압이 (②) ㉢ 수온이 (③) ㉣ 염분이 (④) ㉤ 하천바닥이 거칠수록 ㉥ 수심이 (⑤) ㉦ 유속이 빠를수록 ㉧ 하천의 경사가 (⑥)

answer ① 작을수록 / ② 높을수록 / ③ 낮을수록 / ④ 낮을수록 / ⑤ 얕을수록 / ⑥ 급할수록

생물학적 산소 요구량 (BOD) ★★★	세균이 호기성 상태에서 유기물질을 안정화시키는 데 소비한 산소량 ① 1단계 BOD(탄소계 BOD) 　㉠ 보통 (①)℃에서 (②)일간 소비된 산소의 양을 말함 　㉡ 탄소화합물이 산화될 때 소비되는 산소량을 1단계 BOD라고 함 ② 2단계 BOD(③ 　BOD = NOD) 　㉠ 질소화합물을 호기성 조건에서 미생물에 의해 분해시키는 데 요하는 산소량을 2단계 　　 BOD라고 함 　㉡ 보통 100일 이상이 소요됨 **answer** ① 20 / ② 5 / ③ 질소화합물
화학적 산소 요구량 (COD) ★★★	① 수중의 산화되는 물질을 화학적으로 산화시키는 데 필요한 산소량 ② BOD 측정이 약 5일 걸리는 데 비해, COD는 약 2시간이 걸림 ③ 공장폐수나 해수의 측정에는 COD가 더 정확함
냄새	하수의 수질기준으로 냄새가 없어야 함. 취기검사는 검수 약 100mL를 병에 넣어 40~50℃ 로 가온한 뒤 뚜껑을 열면서 냄새맡으며, 무취가 정상. 단, 염소냄새는 제외
대장균군 ★★★	① 대장균 지수(Coli Index) : 대장균을 검출할 수 있는 최소 검수량의 역수 　즉, 검수 100cc 검체에서 양성이 나왔다면 대장균 지수는 0.01 ② MPN : 검수 100cc 중 대장균군의 최확수(이론상 가장 많이 있을 수 있는 수치) 　MPN이 5라면 물 100cc 중 대장균이 5개 있다는 의미
pH	7.0 이하이면 공장폐수의 혼입을 의미.(도시 하수의 pH 7~7.5).

질소 화합물	①★	㉠ 동물성 배설물 분해의 첫 단계 화합물 ㉡ 검출 시 비교적 최근에 오염되었고 소화계 전염병 병원균이 생존해 있을 위험이 　높음을 의미 ㉢ 위생적으로 중요한 오염의 지표
	②	㉠ 암모니아성 질소의 산화에 의해 생긴 것 ㉡ 물의 오염을 추정하는 유력한 지표
	③★	㉠ 질소화합물이 산화되어 생성된 최종 분해물 ㉡ 과거의 오염을 나타냄 ㉢ 질산성 질소 함유한 물 또는 음식물을 먹으면 Methemoglobinemia을 일으켜 　Blue Baby가 발생
	answer ① 암모니아성 질소 / ② 아질산성 질소 / ③ 질산성 질소	

	가정 하수, 농업 및 공장 폐수에 의해 해양으로 다량 유입되면 플랑크톤의 성장에 적합한 조건이 되어 플랑크톤이 많이 성장해 물의 이용가치가 상실케 되는 것을 의미하며, 조류 번식에 필요한 물질은 C : N : P=100 : 15 : 1, 부영양화 한계인자는 P임.
부영양화 ★★	**부영양화의 대책** ㉠ 황산동 등의 화학약품 살포 ㉡ 활성탄 살포 ㉢ 에너지 공급 차단 ㉣ 질소, 인 등의 영양원 공급 차단 ㉤ 유입 하수를 고도 처리 ㉥ 유역 내 무린세제 사용 ㉦ 인을 사용하는 합성세제 사용 제한
적조현상	영양염류가 해양으로 다량 유입되면 빛, 수온 등 해양의 물리·화학적 환경이 플랑크톤의 성장, 생육에 적합한 조건이 되는데, 이러한 영양염류의 과다유입은 결국 플랑크톤의 사멸을 가져오게 되며 이때 바닷물이 적색 또는 갈색으로 변하는 현상
LD50 & LC50	**독성물질의 유해도를 나타내는 지수** ㉠ LD50 : 실험동물에 유독물을 경구투여했을 때 24시간 혹은 48시간 내에 그 실험동물의 50%를 치사시키는 (①)으로 (②)(체중)의 단위를 사용 ㉡ LC50 : 실험동물의 호흡기를 통한 기체 상 혹은 일정 시간 폐수에 노출시킨 후 그 실험 동물의 50%를 치사시키는 최저 (③)로 (④)의 단위를 사용 **answer** ① 양 / ② mg/kg / ③ 농도치 / ④ mg/L

 Theme 14 폐기물의 분류

종류	발생원	유해물질 함유
생활 폐기물	사업장 폐기물 외 폐기물	일반 폐기물
사업장 폐기물	• 공장 배출시설 폐기물 • 1일 평균 300kg 이상 배출하는 사업장 폐기물 • 1회 1톤 이상 혹은 1주 1톤 이상 배출하는 사업장 폐기물	일반 폐기물
	지정 폐기물	지정 폐기물

Theme 15 폐기물 처리방법

매립	장점★★	(1) 비교적 간편하며 처리 비용이 저렴하다. (2) 배출가스 포집 시설을 하여 연료로 활용할 수 있다.
	단점★★	(1) 넓은 토지를 필요로 한다. (2) 쥐나 해충 발생의 위험이 있다. (3) 악취의 위험이 있다. (4) 유해 가스(예 황산화물, 질소산화물, 염산, 일산화탄소, 탄화수소화합물, 퓨란, 다이옥신)의 피해가 우려된다. (5) 출수가 지하수를 오염시킬 위험이 있다. (6) 자연 발화에 의한 화재 등도 고려하여야 한다.
소각법	장점★★	(1) 적은 부지 면적이 소요된다. (2) 기후의 영향을 받지 않는다. (3) 시의 중심부에 설치가 가능함으로써 쓰레기 운반거리가 짧아진다. (4) 폐열을 이용할 수 있고 가장 위생적이다.
	단점★★	(1) 건설비나 관리비가 고가로 비경제적이다. (2) 소각 장소의 선택에 애로 사항이 있으며, 대기오염 발생이 우려된다.
퇴비법		퇴비화의 조건 (1) 산소 공급 : 호기성 균을 이용 (2) C/N=(①) 내외 (3) 최적 온도 : (②)℃ (4) 수분 : (③)% (5) pH : (④)

answer ① 30 / ② 60~70 / ③ 50~70 / ④ 6~8

 Theme 16 폐기물 관리정책

①	수입, 생산, 판매업자로 하여금 생산량에 따라 일정 금액을 예치하게 한 후, 납부자가 해당 폐기물을 회수 처리한 비율에 따라서 예치금을 반환해 주는 제도
②	수입, 생산, 판매업자로 하여금 생산량에 따라 일정 금액을 처리 비용으로 부담하게 하는 제도로서 반환하지 않는다.
③	3Ps(Polluter Pay Principle), 즉 오염 원인자 부담의 원칙

answer ① 예치금 제도 / ② 부담금제도 / ③ 쓰레기 종량제

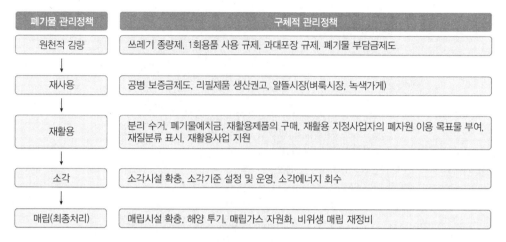

폐기물 관리정책	구체적 관리정책
원천적 감량	쓰레기 종량제, 1회용품 사용 규제, 과대포장 규제, 폐기물 부담금제도
재사용	공병 보증금제도, 리필제품 생산권고, 알뜰시장(벼룩시장, 녹색가게)
재활용	분리 수거, 폐기물예치금, 재활용제품의 구매, 재활용 지정사업자의 폐자원 이용 목표물 부여, 재질분류 표시, 재활용사업 지원
소각	소각시설 확충, 소각기준 설정 및 운영, 소각에너지 회수
매립(최종처리)	매립시설 확충, 해양 투기, 매립가스 자원화, 비위생 매립 재정비

<폐기물 관리정책>

 Theme 17 분뇨처리

(1) 수세식 변소의 구성

①	유기물의 부패 및 발효로 혐기성 세균작용이 활발하도록 하기 위해 공기의 침입을 막는다.
②	돌을 쌓아 올린 것으로 밑으로부터 흘러 들어온 오수는 돌틈을 통과하는 동안 여과된다.
③	거친 돌로 쌓여 있는 호기성 균의 증식으로 산화 작용이 이루어지도록 한 장치
④	차아염소산나트륨, 차아염소산 칼슘 등의 염소 계통, 표백분 등으로 소독

answer ① 부패조 / ② 예비여과조 / ③ 산화조 / ④ 소독조

(2) 분뇨 처리 방법

1차 처리	① 혐기성 소화법(메탄발효법) : 폐하수의 혐기성처리 원리와 같다. ② 습식 산화법 : 고온(170~250℃), 고압(70~80기압)에서 충분한 산소를 공급하여 소각하는 방법이다.
2차 처리	활성오니법, 살수여상법

<분뇨 처리시설의 방류수 수질기준>

구분	BOD (mg/L)	TOC (mg/L)	부유물질 (mg/L)	총대장균군 수 (개수/mL)	기타(mg/L)
분뇨 처리시설	30 이하	30 이하	30 이하	3,000 이하	• 총질소 : 60 이하 • 총인 : 8 이하

Theme 18 내분비계 장애가 우려되는 물질

세계생태보전기금 분류(67종)	일본 후생성 분류(142종)	내분비계 장애물질 용출 우려가 있는 생활용품
• 다이옥신류 유기염소물질 6종 • DDT, 아미톨 등 유기염소계 농약류 44종 • 펜타 노닐 페놀 • 비스페놀A • 디에틸헥실프탈레이트 등 프탈레이트 8종 • 스틸렌 다이머, 트리머 • 벤조피렌 • 수은 등 중금속 3종 • PCB 등 잔류성 유기할로겐 화합물	• 프탈레이트류 등 가소제 9종 • 플라스틱에 존재하는 물질 17종 • 다이옥신 등 산업장 및 환경 오염물질 21종 • 농약류 75종 • 수은 등 중금속 3종 • DES 등 합성에스트로겐 8종 • 식품 및 식품첨가물 3종 • 식물에 존재하는 에스트로겐 유사 호르몬 6종	• 플라스틱 용기, 음료캔, 병마개, 수도관의 내장 코팅제, 치과치료 시 이용되는 코팅제, 비스페놀A • 합성 세제 : 알킬페놀 • 컵라면 용기 : 스틸렌 다이머, 트리머 • 폐 건전지 : 수은

CHECK Point 내분비계 호르몬의 작용

(1) 호르몬 유사작용 : 정상 호르몬처럼 작용하는 것으로 DES(합성 에스트로겐)를 예로 들 수 있다.
(2) 호르몬 봉쇄작용 : 호르몬 수용체 결합부위를 봉쇄하여 정상 호르몬이 수용체에 접근하는 것을 막는다.
　예 DDE(DDT의 분해산물)
(3) 호르몬 촉발작용 : 교란 물질이 수용체와 반응하여 전혀 엉뚱하고 해로운 물질을 합성하는 작용으로 다이옥신을 예로 들 수 있다.

 Theme 19 환경영향평가

(1) **개념** : 환경영향 평가는 환경에 나쁜 영향을 최소화할 수 있는 방안을 강구하여 환경오염의 예방적 기능을 담당한다.

(2) **평가 내용** : 환경영향 평가의 대상, 환경영향 평가의 기준, 환경영향 평가의 절차

(3) **환경영향 평가의 대상** : 도시 개발, 산업 입지 및 공업단지 조성, 에너지 개발, 항만 건설, 도로 건설, 수자원 개발, 철도 건설, 공항 건설, 간척 및 항만 준설, 아파트지구 개발, 관광단지 개발 등

(4) **환경영향 평가의 주체** : 환경조성에 영향을 미치는 사업에 관한 계획을 수립하는 기관의 장

(5) **환경영향 평가의 절차** : 환경현황 조사, 환경 평가, 환경영향 평가서 작성, 환경영향 평가의 협의

PART
09

의복과 주택위생

09 의복과 주택위생

Theme 01 후착의(두껍게 입는 것)와 중착의(얇은 옷을 여러겹 겹쳐 입는 것)

(1) 후착의는 체열 방산을 방해하며 신진대사 장애, 피부저항력의 약화 원인이 되거나 전신의 저항력이 약해 감기 등에 쉽게 걸리게 된다.

(2) 과보온 상태는 후착의보다는 중착의에 의해 성립된다. 즉, 중착의를 할 때 과보온 상태가 성립되는 것으로, 피복재료가 두껍다고 하더라도 단착의를 하게 되면 의복 체내 공기층의 대류와 환기가 증가되므로 과보온 상태가 성립되지 않는다.

Theme 02 의복의 열전도율과 방한력

①	동물의 털 6.1 < 견직물 19.2 < 마직 29.5
②	모피 98% > 모직 90% > 무명 70~80% > 마직 50%
방한력 ★★	(1) (③) : 의복의 방한력 단위로 기온 70°F(21.1℃), 습도 50% 이하, 기류 10cm/sec에서 신진대사율 50kcal/m²/hr로 피부온도가 92°F(33.3℃)로 유지될 때의 의복의 방한력을 1(③)라고 한다. (2) 방한력이 가장 좋은 의복은 약 4(③)의 보온력을 가지며 방한화는 2.5(③), 방한장갑은 2, 보통 작업복은 1의 보온력이 있다. (3) 1(③)의 보온력은 약 (④)℃에 해당된다.

answer ① 열전도율 / ② 함기성 / ③ CLO / ④ 9

Theme 03 이상적인 주택

(1) 대지

① 지형은 언덕의 중간에 위치하고 넓어야 한다.
② 방향은 남향이나 동남향, 동서향 10도 이내이어야 한다.
③ 지반이 견고해야 하며 매립지의 경우 매립 후 최소한 (①)년 이상이 경과하여야 한다.
④ 지하 수위는 최소 1.5m 이상이어야 하며 (②)m 정도인 곳이 좋다.

answer ① 10 / ② 3

(2) 구조

① 지붕은 방서, 방한, 방수, 방음이 잘 되어야 하고 방열의 목적으로 천장과 지붕의 공간을 넓게 하여야 한다.

② 벽은 방서, 방한, 방화, 방음이 잘 되어야 하며, 천장은 일반적으로 (①)m 정도가 적당하다.

③ 마루는 통기를 고려하여 지면으로부터 (②)cm 정도의 간격을 주는 것이 필요하다.

④ 거실, 침실, 어린이 방은 남쪽으로 하고 잘 쓰지 않는 방이나 화장실, 목욕탕, 부엌 등은 북쪽으로 한다.

⑤ 집안에 햇빛이 들어오는 시간은 최소한 4시간 이상이어야 한다(가장 이상적인 일조시간은 (③)시간).

⑥ 일반작업 시 필요한 조도는 100~200lux, 독서 300lux, 정밀작업 300~500lux이다.

⑦ 거실의 경우 최적온도는 (④)℃이다.

answer ① 2.1 / ② 45 / ③ 6 / ④ 18±2

 Theme 04 조명

자연 조명	창의 면적	(1) 창의 면적은 그 방바닥 면적의 1/5 정도가 적당하며 최하 1/12 이하이면 안 된다. (2) 창은 폭을 넓히는 것보다 (①)를 높이는 것이 좋다. (3) 2중창의 내외창의 간격은 5cm 이내이어야 한다.
	창의 방향	남향이 적당하며 주택의 일조량은 하루 최소 (②)시간 이상
	개각과 입사각	개각은 (③)도 이상이 좋고 입사각은 (④)도 이상이 좋다.
	차광방법	보통유리를 통과하는 광선의 양이 100이라면 새로 바른 창호지는 50, 맑은 창호지는 30, 흰 커튼은 20, 회색 커튼은 10
인공 조명		(⑤)색, (⑥) 조명이 좋다.

answer ① 위치 / ② 4 / ③ 4~5 / ④ 28 / ⑤ 주광색 / ⑥ 간접

 Theme 05 환기*

원리	여름에는 중력에 의해서, 겨울에는 실내의 온도 차에 의해 환기가 이루어진다.
①	창문의 아랫부분으로 실외공기가 들어오고, 윗부분으로 실내공기가 나가면 가운데 부분에는 공기의 유입과 배출이 없게 되는데, 이 부분을 (①)라고 한다. (①)의 위치가 (②)일수록 환기가 잘 안 되고, (③)쪽에 위치할수록 환기의 양은 많아진다.

answer ① 중성대 / ② 아래 / ③ 위

자연 환기	①	실내온도가 외부의 온도보다 높을 경우에는 실내외 공기밀도의 차로 인해 압력 차가 생기고, 거실의 하부에서는 공기가 들어오고 상부에서는 나가는 실내 기류현상이 일어나는데, 이런 온도 차에 의한 환기를 말한다.
	②	창문의 개방에 의한 환기를 효과적으로 하려면 반대쪽의 창문도 열어두는 것이 좋다.
	③	지붕이나 천장을 이용한 자연 환기법
	자연환기를 위한 위생적인 창이 면적은 방바닥 면적의 1/20	
인공 환기	④	공기의 온도, 습도, 기류를 인공적으로 조절하는 방법
	⑤	선풍기 또는 Fan에 의해 흡입 배기하는 방법
	⑥	선풍기나 Fan에 의해서 신선한 외부공기를 불어넣는 방법
	⑦	배기식과 송기식을 병용한 환기방법
	인공환기시 10℃ 이하의 작업장에서 근로자가 1m/sec 이상 기류에 접촉해서는 안 된다	

answer ① 중력환기 / ② 풍력환기 / ③ 보조환기법 / ④ 공기조정법 / ⑤ 배기식환기법 / ⑥ 송기식 환기법 / ⑦ 평형식 환기법

소요 환기량(환기 횟수) = 필요한 공기 용적 / 실내의 체적

 Theme 06 **난방과 냉방★**

(1) 실내온도가 (①)℃ 이하의 경우에는 난방이 필요하며 (②)℃ 이상이면 냉방이 필요하다.
(2) 난방은 기온, 기습, 기류, 복사열 등의 온열조건이 고려되어야 하지만, 일반적으로 (③)을 기준으로 한다.
(3) 냉방 시 실내외의 온도 차이는 5~7℃ 이내가 적당하며 (④)℃ 이상이 되면 건강에 해롭다.
(4) 냉방병 : 실내외의 온도 차이가 심할 경우 걸리며 증상으로는 감기 증상, 두통, 요통, 신경통이 있고 심하면 생리 불순 및 위장 장애가 올 수 있다.

answer ① 10 / ② 26 / ③ 기온 / ④ 10

Theme 07 목욕장, 수영장의 수질기준★

구분		①	②	③	④	⑤	⑥	대장균군 / 총대장균군
목욕장	원수	5도	1NTU	5.8~8.6	10mg/L	불검출/100mL		
	욕조수		1.6NTU		25mg/L			대장균군 1개/1mL

목욕장 — 해수를 목욕물로 하는 경우

화학적 산소 요구량(COD)(mg/L)		수소이온농도(PH)	총대장균군 (총대장균군수/100mL)
원수	욕조수		
2 이하	4 이하	7.8~8.3	1,000 이하

수영장		①	②	③	④	⑤	⑥
			1.5NTU	5.8~8.6	12mg/L		0.4~1.0mg/L	총대장균군 10mL 시험대상 욕수 5개 중 양성이 2개 이하

수영장 — 수영장의 소독법
① 표면 살포법 : 표백분을 일정한 주기(1시간 간격)로 살포
② 주입식 연속 소독법 : 염소액이나 차아염소산 나트륨 용액 사용
③ 염소 사용에 따른 부작용으로 대안적인 방법 요구

answer ① 색도 / ② 탁도 / ③ 수소이온농도 / ④ 과망간산칼륨소비량 / ⑤ 총 대장균군 / ⑥ 유리잔류염소

Theme 08 소독의 정의★

①	병원성 미생물의 생활력을 파괴 또는 멸살시켜 감염 및 증식력을 없애는 조작
②	모든 미생물의 영양형은 물론 포자까지도 멸살 또는 파괴시키는 조작
③	병원성 미생물의 발육과 그 작용을 억제 또는 정지시키는 조작

작용 강도순 : 멸균 > 소독 > 방부

answer ① 소독(Disinfection) / ② 멸균(Sterilization) / ③ 방부(Antiseptic)

(1) 물리적 소독법

건열멸균법	①	알코올 램프, 가스 버너 등을 이용하여 금속류, 유리봉, 백금 루프, 도자기류 등의 소독을 위하여 불꽃 속에 20초 이상 접촉시키는 방법으로 표면의 미생물을 멸균시키는 방법
	②	dry oven기를 이용하여 유리 기구, 주사침, 분말 금속류, 자기류 등에 주로 사용하며, 보통 170℃에서 1~2시간 처리
습열멸균법★	③	100℃ 끓는 물에 15~20분간 처리하는 방법으로 아포형성균은 완전 사멸하지 않으나 영양형은 몇 분 안에 사멸
	④★★	120℃, 15Lb에서 20~30분간 처리하는 것으로 포자형성균의 멸균에 가장 좋은 방법
	⑤	고압증기멸균이 부적당할 때 사용되는데 100℃의 유통증기를 30~60분간 통과(일명 Koch의 솥)
	⑥★	우유는 65℃에서 30분, 건조 과실은 72℃에서 30분, 아이스크림 원료는 80℃에서 30분, 포도주는 55℃에서 10분간 소독
	⑦	멸균처리기간의 단축과 영양물질의 파괴를 줄이기 위하여 고안된 방법으로 우유는 135℃에서 2초간 처리
비가열 처리법	⑧	2,650Å 부근의 (⑧)은 세포의 DNA에 흡수되어 Pyrimidine Dimers를 형성하게 하고 세포의 돌연변이를 유발하여 세균을 사멸
	⑨	매초 8,800Hz의 음파는 강력한 교반작용(agitation)으로 충체를 파괴
	⑩	미생물 세포 내의 핵의 DNA나 RNA에 작용하여 단시간 내에 살균작용을 하는데 강한 투과력으로 각종 용기, 목재, 플라스틱 제품, 포장상품을 포장을 개봉하지 않고도 중심부까지 멸균할 수 있다. ※ 살균력이 강한 순서 : (⑫)
	⑪	각종 화학물질이나 열을 이용할 수 없는 시약, 주사제 등 액체상태의 물질을 세균여과기(bacteriologic filter)를 이용하여 살균하는 방법
무균 조작법		미생물의 오염을 방지하는 방법으로 무균 작업대, 무균실 등에서 조작함으로써 이미 멸균된 물체의 오염을 방지하는 것
희석법		어느 병원균이 질병을 야기하려면 일정 농도 이상의 균주가 있어야 하기 때문에 이로 인해 소독의 효과를 볼 수도 있다.

answer ① 화염 멸균법 / ② 건열 멸균법 / ③ 자비 멸균법(Boiling Water Sterilization) / ④ 고압증기 멸균법 / ⑤ 유통증기 멸균법
⑥ 저온 살균법 / ⑦ 초고온순간 멸균법 / ⑧ 자외선 소독법 / ⑨ 초음파 살균법 / ⑩ 방사선 살균법 / ⑪ 여과법 / ⑫ γ선 > β선 > α선

(2) 화학적 소독법

① 소독제의 이상적 조건 및 살균 기전★★

> ㉠ 살균력이 강할 것, 즉 높은 석탄산 계수(phenol coefficient)를 가질 것
> ㉡ 안전성이 있을 것, 대상 미생물에 영향을 미치고 가능하면 다른 생물, 특히 인체에 무해 · 무독할 것
> ㉢ 부식성, 표백성이 없을 것
> ㉣ 용해성이 높을 것, 즉 물이나 알코올에 잘 녹아야 하며, 잘 분해되지 않고 지속적으로 살균력을 가짐
> ㉤ 냄새가 없고 탈취력이 있을 것
> ㉥ 생물학적으로 분해가 되어 환경오염을 발생시키지 않을 것
> ㉦ 침투력이 높을 것
> ㉧ 가격이 저렴하고, 사용방법이 간단할 것

② 소독제의 살균력(석탄산 계수) : 순수하고 성상이 안정된 석탄산을 표준으로 시험균주를 5분 이내에 죽일 수 없으나, 10분 이내에 완전히 죽일 수 있는 석탄산의 희석배수와 시험하려는 소독약의 희석 배수의 비로 표시한 것

> 석탄산 계수 = 소독약의 희석 배수 / 석탄산 희석 배수

CHECK Point 🔍 **소독약의 효과에 영향을 주는 요인**

농도	충분한 소독효과를 발휘하면서 유해작용을 나타내지 않는 농도이어야 한다.
온도	일반적으로 살균력은 10℃ 상승할 때 2배가 된다.
pH	염기성(양이온성), 중성(페놀계), 산성(할로겐계)에 유효한 소독약을 들 수 있다.
유기물의 존재	혈액, 농 등의 유기물이 존재하면 살균력이 저하하지만 페놀계 및 옥도계 소독약은 영향이 적다.
미생물의 감수성	그람양성균, 그람음성균, 아포 및 바이러스 등에 대한 감수성이 다른 경우가 많다. 특히 아포, 바이러스에 유효한 소독약은 적다.
길항작용	약용비누(음이온성)와 역성비누(양이온성)의 병용은 소독력이 저하된다.

③ 소독약의 종류★

소독제	사용 농도	특성
①★ (phenol, C_6H_5OH)	3% 용액 (방역용)	• 병원환자의 오염 의류 · 용기 · 오물 · 실험대 · 배설물 등 소독 방역용으로 가장 많이 사용 • 고온일수록 강한 소독 효과 • 금속 부식성과 냄새
② ($CH_3C_6HO_4H$)	3% 용액	• 손 · 식기 · 오물 · 객담 등 소독 • 물에 난용성, 석탄산 계수가 2로 소독력이 강하지만 심한 취기
③ (HgC_{12}, 염화제이수은)	0.1% (1,000배 희석)	• 무색 · 무취로 색소 첨가 후 손 · 발 · 피부 등 소독 • 강한 금속 부식성으로 비금속류 소독(식기류 부적당) • 수은 중독의 위험으로 최근 사용하지 않음

answer ① 석탄산(phenol) / ② 크레졸(cresol) / ③ 승홍수(mercury dichloride)

④ (CaO)	분말 (물과 발열반응)	• 습기가 있는 분변, 하수, 오수, 오물, 토사물 등 소독 • 공기 중에 장기 노출 시 소독효과 저하
⑤ (H_2O_2)	3% 용액	• 자극성이 적어 상처나 구내염 · 인두염 소독, 구강 세척제로 사용 • 무포 자균 살균에 유효, 피부조직에 접촉하면 발생기 산소 발생 • 과산화수소수 또는 옥시풀로 알려져 있음
⑥	메틸 75%, 에틸 70%	• 아포 형성균에는 효과가 없으나 무포 자균에 유효 • 피부 · 기구 소독
⑦	2%	• 피부 · 점막 · 상처 소독 • 무독성이나 살균력이 낮음
⑧	비누의 기제에 각종 살균제를 첨가하여 만듦	손, 피부소독 등에 사용
포르말린	35% formaldehyde 수용액	• 균체의 단백응고 작용으로 강한 살균력 • 강한 자극성이 있어 방부제, 선박 등 소독
⑨	0.01~0.1% 용액	• 보통 비누와 반대로 분자 내 양이온이 활성을 띰 • 식품 소독, 수저, 식기, 행주, 도마, 손 등 소독 • 무독 · 무해 · 무미 · 무자극성이며 강한 침투력과 살균력
표백분 ($CaOCl_2$)	유효염소 30% 이상	• 수영장, 목욕탕, 하수 등 소독
석회유 ($Ca(OH)_2$)	혼탁액	• 건조한 소독대상물 소독 • 생석회(CaO) 분말 : 물 = 2 : 8

answer ④ 생석회(CaO) / ⑤ 과산화수소(H_2O_2) / ⑥ 알코올(alcohol) / ⑦ 머큐로크롬(mercurochrome)
⑧ 약용비누(germicidal soap) / ⑨ 역성비누(invert soap)

CHECK Point ⊕ 살균 작용에 따른 소독제의 종류

①	염소, 염소유도체, 과산화수소, 과망간산칼륨, 오존
②★	석탄산, 알코올, 크레졸, 승홍, 산, 알칼리, 포르말린
③	강산, 강알칼리, 열탕수
④	석탄산, 알코올, 중금속염, 역성비누
⑤	식염, 설탕, 알코올, 포르말린
⑥	중금속염, 승홍, 질산은
⑦	염화물, 석탄산, 중금속염

answer ① 산화 작용 / ② 균체 단백응고 작용 / ③ 가수분해 작용 / ④ 균체효소 불활화 작용 / ⑤ 탈수 작용 / ⑥ 균체 내 염의 형성 작용
⑦ 균체막의 삼투압 변화 작용

PART
10

식품위생과 보건영양

10 식품위생과 보건영양

Theme 01 식품위생의 정의

우리나라 식품위생의 정의	식품, 식품첨가물, 기구 또는 용기, 포장을 대상으로 하는 식품에 관한 위생을 말한다.
WHO 식품의 정의★	식품의 생육, 생산, 제조로부터 최종적으로 사람에게 섭취되기까지의 모든 단계에서 식품의 안전성, 건전성 및 완전 무결성을 확보하기 위한 모든 필요한 수단을 말한다.

CHECK Point 식품위생법 정의(제2조) 〈개정 2023.1.1.〉

1. "식품"이란 모든 음식물(의약으로 섭취하는 것은 제외한다)을 말한다.
2. "식품첨가물"이란 식품을 제조·가공·조리 또는 보존하는 과정에서 감미(甘味), 착색(着色), 표백(漂白) 또는 산화방지 등을 목적으로 식품에 사용되는 물질을 말한다. 이 경우 기구(器具)·용기·포장을 살균·소독하는 데에 사용되어 간접적으로 식품으로 옮아갈 수 있는 물질을 포함한다.
3. "집단급식소"란 영리를 목적으로 하지 아니하면서 특정 다수인에게 계속하여 음식물을 공급하는 다음 각 목의 어느 하나에 해당하는 곳의 급식시설로서 대통령령으로 정하는 시설을 말한다.
   가. 기숙사
   나. 학교, 유치원, 어린이집
   다. 병원
   라. 「사회복지사업법」 제2조 제4호의 사회복지시설
   마. 산업체
   바. 국가, 지방자치단체 및 「공공기관의 운영에 관한 법률」 제4조 제1항에 따른 공공기관
   사. 그 밖의 후생기관 등

집단급식소의 범위(시행령 제2조)
「식품위생법」(이하 "법"이라 한다) 제2조 제12호에 따른 집단급식소는 1회 (①)명 이상에게 식사를 제공하는 급식소를 말한다.

answer ① 50명

---

(1) HACCP 관리제도(식품안전관리 인증기준)★★
   ① 식품위생법상 정의 : 식품의 원료, 제조, 가공 및 유통의 전 과정에서 위해물질이 해당 식품에 혼합되거나 오염되는 것을 사전에 막기 위해 각 과정을 중점적으로 관리하는 기준
      ㉠ HA(위해요소) : 인체의 건강을 해칠 우려가 있는 생물학적, 화학적, 물리학적 인자를 말한다.
      ㉡ CCP(중점관리기준) : HACCP를 적용하여 식품의 위해를 방지, 제거하거나 안전성을 확보할 수 있는 단계 및 공정을 말한다.

HA**	CCP
• 일반 위해 • 공정 위해 • 생물학적 위해 • 화학적 위해 • 물리적 위해	• 시설, 설비의 위생 유지 • 기계, 기구의 위생 • 종업원의 개인위생 • 일상의 미생물 관리체계 • 미생물의 증식 억제, 온도 관리

② HACCP의 7원칙 12절차(= 준비단계 5단계 + 실행단계 7단계)***

  ㉠ HACCP팀 구성
  ㉡ 제품설명서 작성
  ㉢ 제품의 용도 확인
  ㉣ 공정흐름도 작성
  ㉤ 공정흐름도 현장 확인
  ㉥ 위해요소 분석
  ㉦ 중요 관리점(CCP) 결정
  ㉧ CCP의 한계기준 설정
  ㉨ CCP의 모니터링체계 확립
  ㉩ 개선조치 방법 설정
  ㉪ 검증 절차 및 방법 설정
  ㉫ 문서 및 기록 유지방법 설정

③ HACCP 지원프로그램 : HACCP시스템이 효과적으로 실행되기 위해서는 식품을 위생적으로 생산할 수 있는 시설 및 설비, 즉 GMP의 여건 하에서 SSOP를 준수해야 한다.

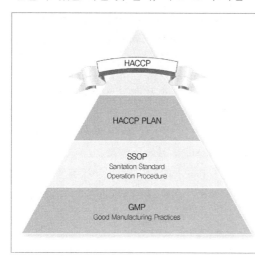

HACCP Plan(HACCP 관리계획)
전 생산 공정에 대해 직접적이고 치명적인 위해요소 분석, 집중관리에 필요한 중요 관리점 결정, 한계기준 설정, 모니터링 방법 설정, 개선조치 설정, 검증방법 설정, 기록유지 및 문서관리 등에 관한 관리계획

SSOP(표준위생관리기준)
일반적인 위생관리 운영 기준, 영업장 관리, 종업원 관리, 용수 관리, 보관 및 운송 관리, 검사 관리, 회수 관리 등의 운영절차

GMP(우수제조기준)
위생적인 식품 생산을 위한 시설·설비 요건 및 기준, 건물의 위치, 시설·설비의 구조, 재질요건 등에 관한 기준

1. 매일 신선한 채소, 과일과 함께 곡류, 고기, 생선, 달걀, 콩류, 우유, 유제품을 균형있게 먹자
2. 덜 짜게, 덜 달게, 덜 기름지게 먹자
3. 물을 충분히 마시자
4. 과식을 피하고, 활동량을 늘려서 건강 체중을 유지하자
5. 아침 식사를 꼭 하자
6. 음식은 위생적으로 필요한 만큼 만 마련하자
7. 음식을 먹을 땐 각자 덜어 먹기를 실천하자
8. 술은 절제하자
9. 우리 지역 식재료와 환경을 생각하는 식생활을 즐기자

(2) 식품의 위생적인 보관방법★★★

물리적 처리법	①	완전 멸균을 위해서 120℃에서 20분간 가열한다. 저온 살균은 61~63℃에서 30분간 가열하는 것을 말한다.
	②	자기 소화를 억제하는 방법이며 0~10℃에서 저장
	③	0℃ 이하에서 저장하는 법
	건조법	(④)% 이면 적당한 건조법이 된다.
	자외선 이용법	유효 파장은 (⑤)Å로 살균 작용을 일으킨다.
	⑥	외기와의 접촉을 차단하며 흡습 및 해충을 방지하는 법
	방사선 살균법★★	방사선 α, β, γ 중 (⑦)선이 가장 살균력이 강하다.
화학적 처리법 ★★	염장법	일반적으로 (⑧)%의 식염 농도에서 일반 세균은 억제된다.
	방부제 첨가법	① 허용된 방부제 첨가물 : 데히드로초산(DHA), 소르빈산, 안식향산, 프로피온산나트륨, 프로피온산칼슘 ② 허용된 산화방지제 첨가물 : 디부틸 히드록시 톨루엔(BHT), 부틸 히드록시 아니졸(BHA), 토코페롤(비타민 E), 아스코르빈산(비타민 C)
	당장법	미생물 발육 저지를 위해 일반적으로 (⑨)% 당 농도가 필요하다.
	산 저장법	pH (⑩) 이하의 초산이나 낙산을 사용하여 곰팡이, 효모 같은 미생물의 발육을 억제함으로써 부패를 막는 방법
물리화학적 처리법	⑪	연기의 creosote, formaldehyde, 페놀 등 성분을 이용하는 것으로 햄, 베이컨, 조개 저장 시 사용
	⑫	호기성 부패 세균을 억제하는 것으로 주로 CO_2, N_2 가스가 이용된다. 어육류, 난류, 채소류 저장 시 사용
	⑬	훈증 가스($CHCl_3$, NO_2)를 이용하며 곡류 저장 시 사용
⑭		인체에 무해한 유용 미생물을 이용하는 법으로 유산균을 이용하여 치즈, 발효 우유를 만들고 있다.

answer ① 가열법 / ② 냉장법 / ③ 냉동법 / ④ 15 / ⑤ 2,500~2,700 / ⑥ 밀봉법 / ⑦ γ / ⑧ 10 / ⑨ 50 / ⑩ 4.9 / ⑪ 훈연법
⑫ 가스 저장법 / ⑬ 훈증법 / ⑭ 생물학적 저장법

(3) 식품과 건강

① 식품의 변질★★★

①★★★	단백질 식품(질소 유기화합물)이 혐기성 균에 의해 분해되어 악취와 유해 물질을 생성하는 현상을 말한다. 암모니아, 아민, H_2S, mercaptane, 페놀 등이 생성된다.
②	각종 미생물이 식품에서 증식하면서 탄수화물(당질)이나 지방질을 혐기성 상태에서 분해하여 비정상적인 맛과 냄새가 나도록 하는 현상
③	지질이 미생물, 산소, 광선, 금속 등에 의하여 산화, 분해되는 현상
④	탄수화물이 산소가 없는 상태에서 분해되는 현상
⑤	어류를 방치하면 점차 굳어 사후 강직이 오고 사후 강직이 지나면 근육이 연화되어 향미가 증가되고 식용에 적합해지는 단계

answer ① 부패 / ② 변패 / ③ 산패 / ④ 발효 / ⑤ 숙성(자기 소화)

② 식품의 초기 부패 판정★

①	부패 판정의 제일 기본이 되는 검사로 판정하는 항목에는 냄새, 맛, 외관, 색깔, 조직의 변화 상태 등이 있다.
②	경도, 점성, 탄성, 색도, 탁도, 전기 저항 등의 변화를 본다.
③	트리메틸아민(trimethylamine), dimeth- ylamine, 휘발성 염기질소(휘발성 아민류, 암모니아 등), 휘발성 유기산, 질소 가스, 히스타민, pH, K값 측정
생물학적 판정	생균 수 측정 • 신선한 식품, 안전 한계 : (④)개/g 이하 • 식중독 유발 세균 수 (⑤)개/g 이상 • 쉰 냄새 (⑥)개/g)

answer ① 관능 검사 / ② 물리학적 판정 / ③ 화학적 판정 ④ 10^5 / ⑤ 10^6 / ⑥ 10^8

③ 대장균군

①	㉠ 일정량의 시료 중에 1개 이상의 대장균의 유무를 측정하는 방법이다. ㉡ 유당 Bouillon 발효관법(Lactose Broth 발효관법) : LB(Lactose Broth) 발효관 배지를 이용할 때의 3단계 시험순서는 '추정 시험 → 확정 시험 → 완전 시험'이다.
②	㉠ 액체 배지는 LB 발효관 배지 또는 BGLB 발효관 배지를 사용한다. ㉡ 고형 배지에는 Desoxycholate Agar가 사용된다.

answer ① 정성시험 / ② 정량시험

④ 일반적인 우유 살균법

①	㉠ 프랑스의 세균면역학자 파스퇴르가 고안한 것이며 주로 우유의 살균 소독에 이용한다. ㉡ 우유 자체에는 최소 영향을 미치며 우유 중 혼입 병원균을 모두 살균·처리한다. ㉢ 63~65℃로 30분 동안 습도와 열을 가하면 결핵균, 콜레라균, 연쇄상구균 등 유해한 균들이 사멸된다.
②	우유를 급속하게 71.7℃로 가열하여 15초간 유지한 다음 급랭한다.
③	130~150℃의 고온 가압하에서 1~3초간 살균한다.

answer ① 저온 살균법 ② 고온단시간 살균법 ③ 초고온순간 살균법

 Theme 02 세균성 식중독

(1) 감염형 : 식품에서 미리 증식한 균이 식품과 함께 섭취되어 소장에서 더욱 증식한 후 중독 증상을 일으키는 것

살모넬라 ★★★	① 원인균 : Salmonella typhynurium(그람음성 간균으로 아포를 형성하지 않는 통기성 혐기성균) ② 주된 오염 식품은 소고기, 돼지고기, 닭고기 등의 가금류, 우유와 달걀의 동물성 식품 ③ 잠복기 : 6~48시간(평균 24시간) ④ 증상 : 위장염 증상(복통, 설사, 구토), 고열(38~40℃) ⑤ 예방 ㉠ 예방 백신은 없다. ㉡ 날것 또는 충분히 요리되지 않은 계란, 고기류가 포함된 식품과 소독되지 않은 우유와 낙농 제품을 섭취하지 않도록 해야 한다. ㉢ 교차감염 방지를 위해 요리된 음식과 요리되지 않은 음식이 접촉되지 않도록 해야 한다. ㉣ 저온 저장으로 60℃ 20분간 가열하여 균을 사멸하고 먹기 전에 끓인다(예방 최소 온도는 75℃).
호염균 식중독 (장염 비브리오) ★★★	① 원인균 : Vibrio parahemolyticus(해산물, 오징어, 바닷고기) 3~4%에서 잘 자라는 중온균이다. ② 여름철에 집중 발생하고 잠복기는 8~20시간이다(평균 12시간). ③ 증상 : 설사, 복통, 구토(콜레라와 유사) ④ 예방 : 60℃에서 2분간 가열하면 예방하거나 피부에 상처가 있는 경우 바닷물에 노출되지 않도록 한다.
병원성 대장균 식중독	① 원인균 : 박테리아, E. coli 등 18종 ② 잠복기 : 10~30시간(평균 12시간) ③ 증상 : 급성 장염 증세(점액성 또는 농 섞인 설사, 발열, 두통, 복통), 영유아에게는 감염성 설사를, 성인에게는 급성 장염을 유발한다. 특히, 영유아에게는 위험하다.
장구균 식중독	① 원인균 : Streptococcal fecalis(치즈, 소시지, 햄) ② 잠복기 : 4~5시간 ③ 증상 : 위장염 증상(설사, 복통, 구토, 발열)

(2) 독소형 : 식품에 들어 있던 균이 증식하면서 독소를 생산하고 그 식품을 섭취함으로써 그 독소에 의한 중독 증상을 일으키는 것

황색 포도상구균 식중독 ★★★	① 원인균 : 포도상구균이 내는 enterotoxin(장독소) 황색 포도상구균은 자연계에 널리 분포되어 있으며, 인간의 입, 코, 인후와 피부에 정상적으로 존재한다. 그러나 특히 감염된 손가락, 베인 부위, 화상, 눈과 비강의 만성 감염의 화농성 배출물에 아주 많이 존재한다. 여드름, 종기, 종창과 감기가 있는 사람은 많이 배출할 수 있다. ② 가공 식품(예 아이스크림, 케이크, 유제 식품) 음식물 관리가 소홀한 봄 · 가을에 흔하다. ③ 잠복기 : 0.5~6시간(평균 3시간) ④ 증상 ㉠ 갑자기 증상이 나타나는데, 침을 많이 흘리고, 오심, 구토, 복통, 허약함, 설사(구토보다는 덜 나타나기도 함) 등을 보인다. ㉡ 일반적으로 발열과 오한은 거의 나타나지 않는다. ⑤ 예방 : 화농, 편도선염을 가진 사람의 음식취급 금지, 식품은 5℃ 이하로 보관, 조리 후 2시간 이내에 섭취, 식기는 멸균한다.
보툴리누스 중독 ★★★	① 원인균 : Clostridium Botulism 균이 내는 외독소, Neurotoxin ② 원인 식품 : 소시지, 육류, 통조림, 밀봉 식품 등 혐기성 상태에서 발생 ③ 잠복기 : 18~98시간★ ④ 증상 : 신경성 증상(시력 저하, 복시, 안검 하수, 동공 확대, 언어 장애, 연하 곤란 등) ⑤ 치명률 : 6~7%로 가장 높다. ⑥ 독소는 80℃에서 몇 분간 가열하면 파괴된다. 균은 120℃에서 5분 이상 가열하면 파괴된다.
웰치균 식중독 ★	① 원인균 : Clostridium Welchii의 균주가 분비하는 외독소 ② 잠복기 : 12~18시간 ③ 임상 증상 : 설사(수양 변으로 드물게 점액 또는 혈액이 섞인다), 복통, 구역과 구토는 드물게 나타난다. 일반적으로 발열, 두통, 오한과 같은 뚜렷한 감염 증상은 보이지 않는다. ④ 발병률 : 50~60% ⑤ 예방 : 각종 식품의 오염 방지, 식품 가열 후 즉시 섭취, 급랭시켜 증식을 억제

(3) 감염 독소형(혼합형)

① 식품 중에서 증식한 균이 장관 내에 정착하여 독소를 산출하며, 그 독소에 의하여 설사 증상을 일으키는 것
② 독소원성대장균, 가스괴저균, 세레우스균 등에 의한 식중독

구분	소화기계 감염병	세균성 식중독
섭취 균량	극소량(주로 체내에서 증식)	다량(대부분 음식물 중에서 증식)
잠복기	일반적으로 길다.	아주 짧다.
경과	대체로 길다.	대체로 짧다.
전염성	심하다.	거의 없다.
면역성	어느 정도 성립된다.	성립되지 않는다.
감염 경로	2차 감염	음식물 섭취
예방	거의 불가능	균 증식을 억제하면 가능
계절	계절과 무관	여름에 주로 발병

Theme 03 | 화학적 식중독

(1) 불량 첨가물 ★

유해감미료	①★	인공 감미료로 사용되었으나 발암 물질로 밝혀져 사용 금지
	②	① 색소의 원료로 감미가 설탕의 200배이나 독성이 강함 ② 식중독 사고 다발, 살인당으로 불림
	③★★	식품 첨가물로 사용되었으나 혈액독 등 독성이 강해 사용 금지
유해 인공착색료	④★	황색(단무지)
	⑤	적색(과자류, 빙과류)
	공업용 색소	식중독의 원인

answer ① Cyclamate / ② Toludine / ③ Dulcin / ④ Auramine / ⑤ Rhodamine B

(2) 메탄올(불량주)

과실주 기준	①
기타 주류	②
증상	두통, 구토, 복통, 실명

answer ① 1.0mg/mL 이하 / ② 0.5mg/mL 이하

동물성 자연독	복어중독 ★★★	① 독 성분은 (①)으로 복어의 난소(제일 강함), 간, 고환, 위장 등에 많이 함유되어 있다. ② 100℃에서 4시간 가열하여도 파괴되지 않는다. ③ 주 증상 : 중독 증상은 빠르면 30분 이내 늦어도 4~5시간 내에 나타난다. 구순 및 혀의 지각마비, 청색증, 운동 마비, 언어 장애, 호흡근 마비 등으로 사망률이 높다. ④ 예방법 : 전문조리사가 취급, 유독한 장기 제거 후 요리할 것
	굴(바지락) 중독 ★★	① 독 성분은 (②)으로 100℃에서 1시간 가열하여도 파괴되지 않는다. ② 주 증상 : 섭취하고 8~24시간 내에 발생하는 경우가 많다. 전신 권태, 발열, 구역, 구토, 변비, 두통, 피하 출혈, 반점, 황달, 의식 혼탁 등으로 사망률이 높다.
	조개 중독 (대합 조개)	① 독 성분은 (③)으로 100℃에서 30분 가열하여도 절반만 파괴된다. ② 주 증상 : 섭취 30분 후부터 말초신경의 마비와 복어독 비슷한 증상이 나타나며 중증인 경우 호흡 장애로 사망하기도 한다. ③ 플랑크톤이 생성한 독소를 조개가 섭취하여 체내에 축적이 된 것이다.
식물성 자연독	독버섯 ★★	① 독 성분은 Muscarine, (④), Neurin 등이다. ② 주 증상 : 섭취 2시간 후에 발생하며 부교감신경의 말초를 흥분시켜 각종 분비물을 증진시키고, 위장 장애를 일으켜 황달, 혈뇨 등도 나타난다. 중추신경계 침범 시 발한, 환각, 경련, 혼수 등이 나타난다.
	감자중독	① 독 성분은 (⑤)으로 감자의 눈과 녹색 부분에 있다. ② 예방법 : 감자 껍질(특히, 눈)을 제거하여야 한다.
	청매(매실)중독	⑥
	맥각중독	① 독 성분은 (⑦)으로 맥류의 개화기에 발생하는 맥각 균의 기생에 의하여 월동성 이 강한 균 핵이 생긴다. ② 주 증상 : 교감신경계에 작용하여 구토, 설사, 복통, 경련 등을 일으키며, 임산부에게는 유산을 일으킨다. 혈관 수축제나 자궁 수축제로 이용되기도 한다.
	독 미나리	(⑧) : 구토, 두통, 경련 등을 일으킨다.
	면실유(목화씨)	⑨
	독 보리	⑩
	땅콩, 콩 류	간장, 된장 담글 때 발생 가능한 곰팡이 중독 : (⑪)으로 간암을 유발시킨다. ① 곰팡이는 pH 4인 식품에서 잘 번식한다. ② 최적 습도는 80~85%, 최적 온도는 25~30℃이다.
	은행	Bilobol, 메틸피리독신, (⑫)
	고사리	⑬
	벌꿀	⑭

answer ① tetrodotoxin / ② venerupin / ③ saxitoxin / ④ Cholin / ⑤ Solanine / ⑥ amygdalin / ⑦ ergotoxin / ⑧ Cicutoxin ⑨ Gossypol / ⑩ Temulin / ⑪ Aflatoxin / ⑫ Ginkgoic acid / ⑬ Ptaquiloside / ⑭ Andromedotoxin

식물성 자연독	오색두(미얀마콩)	⑮★
	오두(투구꽃)	⑯★
	청산가리	⑰★

answer ⑮ phaseolunatin / ⑯ 아코니틴 / ⑰ 청산(HCN)

 Theme 05 | **바이러스성 식중독**

로타 바이러스 (Rotavirus)	(1) 특징 : 분변이나 구강 경로, 오염된 손에 의해 전파된다. 즉, 감염된 조리사가 만든 음식, 샐러드, 과일 등이 원인 식품이 된다. (2) 증상 ① 잠복기는 1~3일이며 구토로 시작하여 4~8일 정도 설사가 지속되는데, 특히 젖먹이 어린이와 유아에게 심한 설사를 일으킨다. ② 일반적 증상은 구토, 묽은 설사, 미열이며, 환자는 다수의 바이러스를 배설한다. (3) 예방법 ① 세균을 예방하는 환경이면 감염을 막을 수 있다. ② 식품을 잘 익혀 먹고 개인 위생을 철저히 하면 예방 가능하다.
A형간염 바이러스	(1) 특징 ① 감염성 간염이라는 간 질환을 일으키며, 감염량은 10~100입자이다. ② 대표적 원인 식품은 굴, 대합, 샐러드, 고기, 샌드위치, 빵, 찬 음료수 등이다. (2) 증상 : 갑작스런 발열, 메스꺼움, 구역질, 현기증, 복부 불쾌감, 피로이다. 며칠 후 황달이 나타난다. (3) 예방법 ① 수산물을 날것으로 섭취하지 않으며, 조리사는 개인 위생을 철저히 한다. ② 식품을 다루기 전과 화장실을 다녀온 후에는 손과 손톱을 깨끗이 한다.
노로 바이러스 (Norovirus) ★★★	(1) 특징 ① 매우 적은 양으로도 감염되고 감염력도 강하다. 크기가 작아 식품이나 음료수를 쉽게 오염시킨다. ② 감염자의 구토물이나 분변에서 발견되며 감염자의 손이나 기구 등을 통해 식품을 오염시킨다. ③ 조개와 굴 등이 대표적인 원인 식품이다. (2) 증상 ① 노로 바이러스에 감염되면 구역질, 구토, 설사, 복통 등이 나타나며 대부분 1~3일 지나면 완전히 회복된다. ② 잠복기는 24~48시간이다. (3) 예방법 : 노로 바이러스에 대한 항 바이러스제가 없으므로 감염되지 않도록 예방을 철저히 해야 한다. ① 조리 전후에 손 씻기를 생활화한다. ② 과일과 채소는 철저히 씻어야 하며, 굴은 익혀서 먹는 것이 좋다. 85℃에서 1분간 가열하면 불활성화되어 사멸한다. ③ 감염 증상이 있는 사람은 완치 후 3일 이상 조리업무 종사를 금지한다. ④ 소독제로는 차아염소산 나트륨을 사용한다.

Theme 06 농약

①	(1) 맹독성의 parathion이 사용되었으나 현재는 금지되었고, 독성이 약한 malathion, sumithion, diazinon, bitex, DDVP 등이 사용된다. (2) 흡수되어 cholinesterase와 결합하여 작용을 억제하고, 축적되어 중독을 일으키며, 증상은 구토, 발한, 축동, cyanosis, 근력 감퇴, 전신 경련 등이다. (3) 급성 중독의 치료로는 중독 증상 완화를 위한 (②)과 아세틸콜린 효소와 결합된 유기 인제를 유리시키기 위하여 사용하는 (③)이 있다. (④)은 중독이 확인되면 가급적 빨리 사용하는 것이 좋다.
⑤	(1) DDT(잔류 효과 3개월), BHC, dieldrin, aldrin 등으로 유기 인제보다 독성은 약하나 잘 분해되지 않는다(높은 안정성 때문에 환경오염 문제를 야기함). (2) 섭취 30분 후에 중추신경 증상, 즉 식욕 부진, 구역질, 구토, 두통 등과 안검 부종, 시력 감퇴, 전신 권태가 생기고 중증이면 혼수에 빠져 사망한다. (3) 특효약은 없고 대증 요법으로 중추신경 진정제를 사용하여 경련을 억제한다.
⑥	(1) 초산페닐 수은이 주 성분으로 피부나 흡입, 섭취로 흡수된다. (2) 급성 중독으로는 피부 염증, 수포, 눈이나 기도 점막을 자극하여 비중격 궤양을 형성하며, 위장 장애와 신장 장애를 일으킨다. (3) 만성 중독으로는 떨림증, 시야 축소, 언어 장애 같은 중추신경 장애가 온다.
카바메이트계	유기 인제와 작용 기전이 비슷하다. (⑦)은 사용하지 않는 것이 원칙이다.

answer ① 유기 인제 / ② 아트로핀 / ③ 2-PAM / ④ 2-PAM / ⑤ 유기염소제 / ⑥ 유기수은제 / ⑦ 2-PAM

Theme 07 보건영양의 개념

(1) 영양소의 기능

①★	활동에 필요한 에너지를 공급하고 몸을 따뜻하게 유지시키는 영양소이다. (④) 등으로 구성되었다.
②	필요한 물질을 재합성하고 조직 등을 구성하며, 소모된 물질을 보충하는 영양소이다. (⑤) 등이 있다.
③	생리 기능과 대사를 조절하는 물질이며, 인체가 항상 정상 상태를 유지할 수 있도록 도와주는 작용을 하는 (⑥)이다.

answer ① 열량소 / ② 구성소 / ③ 조절소 / ④ 탄수화물, 단백질, 지방 / ⑤ 단백질, 지질, 무기질 / ⑥ 무기질, 비타민, 물

(2) 기초 대사량(BMR)★★★

① 생명을 유지하기 위한 에너지 대사량으로 아침 공복 후 누워서 (①)℃에서 (②)분 동안 측정한다.
② 특징
  ㉠ 체표 면적이 (③)수록 열량이 크다(남자 (④) 여자).
  ㉡ (⑤)있는 사람의 소요 열량이 크다(영아 (⑥) 성인).
  ㉢ 기온이 (⑦)으면 소요 열량이 커진다(겨울 (⑧) 여름).
  ㉣ 체온 1℃↑ → (⑨)%↑
  ㉤ 수면 시 약 (⑩)% 감소
  ㉥ 연령, 성별, 영양 상태, 체격 조건에 따라 상이하다.
    ⓐ 연령 : 연령이 (⑪)아짐에 따라 기초 대사량이 감소된다.
    ⓑ 여성의 경우 생리 중에 (⑫)가 되며 이후 증가되어 생리 2~3일 전에 최고가 된다.
    ⓒ 체격조건 : 근육질 형인 경우 기초 대사량이 (⑬)며, 지방이 많은 비만 형이나 골격이 발달한 마른 형인 경우 기초 대사량이 (⑭)게 된다.
  ㉦ (⑮) : 5% 이내로 항상 일정
  ㉧ 연령↑, BMR (⑯)

answer ① 20 / ② 30 / ③ 클 / ④ > / ⑤ 발열 / ⑥ > / ⑦ 낮 / ⑧ > / ⑨ 10 / ⑩ 10 / ⑪ 많 / ⑫ 최저 / ⑬ 크 / ⑭ 작 / ⑮ 항일성 / ⑯ ↓

(3) 식사성 발열 효과(TEF, 특이동적 작용)

① 음식물을 섭취한 후 영양소의 소화, 흡수, 운반, 대사, 저장 등에 소모되는 에너지로서 대부분 식후 (①)시간에 증가하게 된다. 전체 소비열량의 10~15%를 차지한다.
② 단백질 섭취(② %) > 탄수화물 섭취(③ %) > 지방 섭취(④ %)
③ 혼합해서 섭취 시 (⑤)%를 차지하게 된다.

answer ① 2 / ② 16~30 / ③ 4~9 / ④ 4 / ⑤ 10

(4) 인체의 소비에너지 총량

①	총 에너지 소비량의 60~70%를 차지하며 보통 남자의 경우 1,400~1,800kcal/kg · hr · 20℃ 여자의 경우는 (⑤)kcal/kg · hr · 20℃이다.
②	활동 수행에 필요한 근육의 수축과 이완 등을 위해 소비되는 에너지
③	특이동적 작용
④	인체가 스트레스에 노출되었을 때 적응을 위해 소비되는 에너지

answer ① 기초 대사량(휴식 대사량) / ② 활동 대사량 / ③ 식사성 발열 효과 / ④ 적응 대사량 / ⑤ 1,200~1,400

(5) 영양섭취 기준(DRIs)

①	• 영양소의 필요량에 대한 과학적 근거가 충분한 경우 설정 가능 • 건강한 사람들의 일일 영양소 필요량의 중앙값으로부터 산출한 수치 • 에너지의 경우, 개인의 에너지 필요량 측정이 제한적이므로 에너지 소비량을 통해 추정하므로 '에너지필요추정량(EER)' 용어 사용
②★	• 영양소의 필요량에 대한 과학적 근거가 충분한 경우 설정 가능 • 인구집단의 약 97~98%에 해당하는 사람들의 영양소 필요량을 충족시키는 섭취 수준
③	• 대상 인구집단의 건강을 유지하는데 충분한 양을 설정한 수치 • 영양소의 필요량을 추정하기 위한 과학적 근거가 부족할 경우, 실험연구 또는 관찰연구에서 확인된 건강한 사람들의 영양소 섭취량 중앙값을 기준으로 설정
④	• 인체에 유해한 영향이 나타나지 않는 최대 영양소 섭취수준 • 과잉섭취로 인한 건강문제 예방을 위해 설정하므로 과량 섭취의 유해 영향에 대한 과학적 근거 확보 시 설정 가능
만성질환위험 감소 섭취량 (CDRR)	• 건강한 인구집단에서 만성질환의 위험을 감소시킬 수 있는 영양소의 최저수준의 섭취량 • 영양소 섭취와 만성질환 간 인과적 연관성과 만성질환의 위험을 감소시킬 수 있는 구체적 섭취 범위를 고려하여 설정
에너지 적정비율 (AMDR)	• 각 영양소를 통해 섭취하는 에너지양이 전체 에너지 섭취량에서 차지하는 비율의 적정 범위 제시 • 에너지 공급 영양소(탄수화물, 지질, 단백질)에 대한 에너지 섭취비율과 건강 간 관련성에 대한 과학적 근거에 따라 설정

answer ① 평균 필요량(EAR) / ② 권장 섭취량(RNI) / ③ 충분 섭취량(AI) / ④ 상한 섭취량(UL)

 Theme 08 **영양소의 종류와 기능**

(1)

단백질 ★★★	① 신체의 주요 구성 물질, 탄수화물과 지방의 대부분이 소비되면 에너지원으로 작용, 효소, 호르몬, 면역체 및 항독 물질의 주 성분 ② 체내에서 (❶)으로 되어 열량을 공급하고 남은 단백질은 (❷)으로 바뀌어 저장(체중 증가) ③ 부족 : 발육 부진, 신체 소모, 부종, 빈혈, 지방간 초래, 질병에 대한 저항력 감소 ④ 영유아의 단백질 부족증(❸) ⑤ 다른 에너지와 함께 단백질 부족 시 (❹) 발생 ⑥ 하루 체중 1kg당 1g이 필요하지만 1.3~1.6g이 되어야 함

answer ① 아미노산 / ② 글리코겐이나 지방 / ③ 콰시오커 / ④ 마라스무스증

탄수화물	① C, H, O의 3원소로 구성, 경제적인 에너지 공급원 ② 체내에서 (⑤)으로 되어 열량을 공급, 남은 탄수화물은 (⑥)으로 간과 근육에 저장되고 일부는 (⑦)으로 저장 ③ 체내에서 쉽게 산화, 분해되어 빠른 피로회복 효과가 있으나 과량 섭취 시 당질이 지방으로 되어 비만의 원인이 됨 ④ 부족 : 영양 장애, 허약, 피로, 탈수작용 초래 ⑤ 지방질만으로 열량공급 시 산성의 연소 중간생성물이 생성되어 산혈증 초래, 전 열량의 10% 이상 탄수화물 공급이 필요
지방	① 인체의 체온 유지 및 피부 보호, 세포와 신경조직의 재료, 영양 물질의 저장고 역할 ② 에너지원으로 작용 ③ 탄수화물이나 단백질보다 위내의 체류시간이 길어 포만감을 주고 지용성 비타민 흡수에 기여 ④ 체내에서 (⑧)으로 되어 열량을 공급, 과량 섭취 시 (⑨)으로 저장 ⑤ 부족 : 허약, 빈혈, 거친 피부, 피부 질병에 대한 면역력 저하

answer ⑤ 포도당 / ⑥ 글리코겐 / ⑦ 지방 / ⑧ 지방산과 글리세롤 / ⑨ 지방

CHECK Point ⊕ @

(1) 단백가(protein score)

= (식품 속의 가장 부족한 아미노산 양 / 표준 구성의 아미노산 양) × 100

단백가가 클수록 좋은 음식으로 이 값이 100인 것은 계란이다.

(2) cal : 열량의 단위로 1cal이란 순수한 물 1g을 14.5℃에서 15.5℃로 올리는 데 소요되는 열량

(3) 필수 아미노산(8종) : 일반적으로 사람의 몸 안에서 전구 물질로부터 합성할 수 없는 아미노산으로, 음식을 통해서 섭취해야 하는 것

①	성장 발육, 성인질소대사 필수. 옥수수를 주식으로 하는 경우 결핍
②	두뇌활동 촉진 및 정서안정 유지
③	성장 발육
④	영양 성장에 절대적 필요
⑤	성장 발육
⑥	영양 성장에 절대 필요, 뼈 연골조직 만드는 섬유질 형성, 항체소화액 분비, 부신 기능조절
⑦	갑상선의 티로신이라는 호르몬 분비 촉진
⑧	간기능 활성화 및 보호, 탈모 방지

이 외에 (⑨)과 (⑩)은 유아와 성장기 어린이에게 필요하다. 글루타민, 글리신, 시스테인, 아르기닌, 세린, 티로신, 프롤린은 체내에서 합성되기는 하지만, 그 양이 충분하지 않아 음식으로 섭취해야 해서 준필수 아미노산이라고도 한다.

answer ① 트립토판 / ② 발린 / ③ 트레오닌 / ④ 이소류신 / ⑤ 류신 / ⑥ 라이신 / ⑦ 페닐알라닌 / ⑧ 메티오닌
⑨ 히스티딘 / ⑩ 아르기닌

(2) 주요 비타민의 종류 및 특성★★★

종류		1일 소요량	함유 식품	결핍증	비고
지용성	Vit A	5mg	간유, 버터, 우유, 채소	①	열에 약함
	Vit D★★	20mg	간유, 계란, 표고버섯	②	자외선 작용으로 체내에서 형성
	Vit E★★	미량	식물의 배젖	③	항산화제
	Vit K★	1~5mg	녹색식물 잎	④	–
	Vit F	–	–	⑤	–
수용성	Vit B₁★	1~2mg	효모, 겨, 콩깻묵	⑥	열에 약함
	Vit B₂	3mg	우유, 간, 효모, 차	⑦	자외선에 약함
	Nicotin acid(Niacin)	10~20mg	겨, 간, 효모	⑧	Diarrhea(설사), Dermatitis(피부염), Dementia(치매)
	Vit B₆	10mg	쌀겨, 효모, 간	⑨	열에 약함
	Vit B₁₂	1mg	간, 김, 파래	⑩	–
	Vit C	90mg	야채, 과일	⑪	항산화제

answer ① 야맹증, 각막 건조증 / ② 뼈의 발육 불량, 골연화증, 곱추병 / ③ 불임증 / ④ 혈액응고 안됨 / ⑤ 발육 정지, 피부 건조 ⑥ 각기병, 다발성 신경염 / ⑦ 구순염, 설염, 눈 충혈 / ⑧ 펠라그라병 / ⑨ 피부염 / ⑩ 악성 빈혈 / ⑪ 괴혈병

<수용성 비타민과 지용성 비타민>

구분	수용성 비타민	지용성 비타민
저장 장소	체내 저장되지 않음	액체 상태로 체내 저장
흡수 정도	음식으로 체내에 흡수되고 흡수속도가 빠름	체내로 흡수가 어려움
배설 정도	비타민이 체내에 과할 경우 소변으로 쉽게 배출됨	수용성 비타민에 비해 체외로 쉽게 배출되지 않음
결핍 정도	지용성 비타민에 비해 빠르게 결핍됨	장시간에 걸쳐 서서히 발생
신체 필요량	매일매일 식이를 통해 규칙적으로 공급해 주어야 함	간헐적으로 공급
전구체 유무	없음	있음
독성★	없음	있음

(3) 무기질★

① 신체의 구성재료로서 뼈, 치아, 혈액, 모발, 손톱, 신경 조직 등을 형성

② 체내 산–알칼리 평형을 유지

③ 체내 세포의 수분 함량을 조절

④ 효소와 호르몬의 원료로 사용

⑤ pH 조절체 : 우리 몸은 pH 7.3으로 무기질은 이를 조절해 주는 기능을 한다.

⑥ 반드시 섭취해야 할 무기질 : 칼슘과 철분

구분	주요 기능	요구량
칼슘	• 뼈, 치아를 단단하게 해줌 • 심장 박동 및 혈압 조절 • 신경전달 기능	400~850mg
철분 ★★	• 헤모글로빈을 생성시키고 빈혈 방지 • 근육에너지 생성 • 해독 작용과 감염증에 대한 저항력 증가	10~12mg(여자 20mg)

⑨ 기타 미량 무기질

구분	주요 기능
아연(Zn)	• 성장 및 골격발육을 촉진하고, 생식 기능을 활성화 • 인슐린 호르몬의 요소
망간(Mn)	• 혈액 형성에 관여 • 결핍 시 난소 및 고환의 기능이 감소하고 불임 유발
구리(Cu)	• 헤모글로빈을 합성시키는 촉매 역할을 담당 • 결핍 시 백혈구 감소, 심장기능 장애, 부종 등을 유발
① ★	• 심장, 혈관 등 인체기관 필수 구성 성분, 심장기능 부전에 밀접한 영향 • 황산화효소 구성 성분 – 산화로부터 세포와 세포막을 광범위하게 보호
코발트(Co)	• 코발트가 일정량 존재하면 조직 내에서 비타민 B_{12} 합성 • 헤모글로빈 형성
②	• 신경 전달과 근육 수축 작용 • 결핍 시 눈꺼풀 떨림 현상, 신경 질환
불소(F)	• 치아의 에나멜질을 굳게 하고 치아를 보호 • 결핍 시 충치 유발, 과잉 시 반상치 유발
③ ★★	• 칼슘과 함께 뼈의 구성 성분 • 결핍 시 골연화증, 골절
나트륨(Na)	• 체액의 등장성 유지와 체내 수분 함량 조절에 중요 • 결핍 시 구토, 설사, 저혈압
염소(Cl)	• 소화작용 증진을 돕고 산/염기의 평형을 유지하며 심장박동 조절에 도움 • 결핍 시 성장속도 지연, 식욕 감퇴
④ ★	• 혈액, 근육 및 장기 등의 주요 고형성분을 구성 • 결핍 시 심근, 내장근, 골격 등 근육의 약화
⑤ ★	• 갑상선 호르몬인 티록신이 주 성분 • 결핍 시 아동에게는 크레틴병, 성인에게는 점액 수종을 유발
황(S)	탄수화물과 결합해 연골과 건의 형성에 관여하고 모발의 형성을 도와줌

answer ① 셀레늄(Se) / ② 마그네슘(Mg) / ③ 인(P) / ④ 칼륨(K) / ⑤ 요오드(I)

PART 11

위생 해충 및 기생충 질환 관리

11 위생 해충 및 기생충 질환 관리

Theme 01 구충·구서의 일반적 원칙

① 발생원 및 서식처 제거
② 발생 초기에 실시
③ 생태 습성에 따른 구제
④ 동시에 광범위하게 실시

Theme 02 위생해충의 구제방법

물리적 방법	환경관리법	특히 바퀴벌레, 파리, 쥐, 모기 등의 방제에 이상적이며 항구적인 방법
	트랩이용법	실내나 창고 등의 좁은 공간에서 소규모적 해충 구제에 적용할 수 있는 방법
	온도 처리법	가열법, 냉각법의 2가지가 있으나 가열법에 의한 방제를 주로 사용
	방사선 처리법	저농도의 방사선에 노출되면 불임이 되거나 돌연변이를 일으킬 수 있음
화학적 방법		해충구제에는 살충제가 가장 많이 사용된다. (1) 살충제의 조건 　① 인축에 대한 독성이 낮거나 없어야 한다. 　② 방제 대상 해충에는 살충 효과가 커야 한다. 　③ 환경 오염 및 악취가 없어야 한다. 　④ 살충 작용의 범위가 좁아야 한다. 　⑤ 살충제의 물리적 성질이 양호해야 한다. (2) 살충제의 적용 방법 　① 독 먹이 법 　② 공간 살포
생물학적 방법		(1) 불임 웅충 방산법 (2) 천적 생물과 병원성 미생물의 이용
통합적 방법		약제 사용과 병행하여 여러 가지 방제법을 실시함으로써 해충의 밀도를 경제적 또는 보건학적인 피해를 발생하게 하는 수준 이하로 유지하는 것이 바람직하다.

Theme 03 위생 해충의 생태

(1) 모기

모기의 생활사 및 습성	① 모기는 완전 변태를 하는 곤충으로 '알 → 유충 → 번데기 → 성충'의 네 시기를 거친다. ② 미성숙 시기에는 수서 생활을 하고, 성충이 되면 육서 생활을 한다. ③ 산란 시마다 흡혈한다. ④ 흡혈활동 시간 : 야간 활동성(집 모기, 학질 모기, 늪 모기), 주간 활동성(숲 모기)
생태	① 완전 변태 ② 성충 수명은 1개월(온도, 습도에 따라 차이가 있음)
모기와 건강	① 말라리아
	② 일본뇌염
	③ 말레이사상충
	④ 황열, 뎅기열, 지카바이러스
구제	(1) 환경적 구제방법 (2) 화학적 구제방법 (3) 생물학적 구제방법

answer ① 중국얼룩날개 모기 / ② 작은 빨간집 모기 / ③ 토고숲 모기 / ④ 열대(이집트) 숲 모기

(2) 파리

생활사	모두 완전 변태를 하는 곤충, 알 → 부화 → 유충 → 2회 탈피 → 번데기(5~10일) → 성충 → 5~10일 후 산란으로 발육★
구제	① 환경적 방법 : 서식처 제거 ② 기계적 방법 : 성충 구제법으로 파리통, 파리채, 끈끈이 테이프법 이용 ③ 유충 구제법 : 살충제 사용, 화장실에는 생석회 이용 ④ 성충 구제법(화학적 방법) : 속효성 살충제 분무법

(3) 바퀴벌레

생활사 및 습성 ★★	① 식당, 여관, 아파트, 과자점, 일반 가정 등에 집단 군거성, 거주성 ② 주간에는 구석진 곳에 숨어 있다가 야간 활동성, 질주성 ③ 다리 흡판으로 벽이나 천장 또는 미끄러운 곳에서도 활동하며 고온(28~33℃) 선호성 ④ 전분질, 감미질, 지방질이 많은 식품 선호의 잡식성 ⑤ 불완전 변태 : 알 → 유충 → 성충, 바퀴유충과 성충의 서식처가 같다. ⑥ 식성 : 잡식성, 필요 영양물질은 단백질, 탄수화물, 비타민, 콜레스테롤 및 무기염 등
종류	① 독일 바퀴 : 황갈색의 가장 흔한 바퀴, 체장 1~1.5cm(가장 소형) ② 이질 바퀴 : 가주성인 것 중에서 가장 큰 다갈색의 바퀴, 체장 3~4.3cm(가장 대형), ③ 검정 바퀴(먹 바퀴) : 흑갈색, 체장 3~4cm, 몸 날개 모두 강한 광택 ④ 일본 바퀴(집 바퀴) : 검정 바퀴와 비슷하나 더 작음, 중부지방에 널리 분포

감염병	① 소화기계 : 세균성 이질, 장티푸스, 콜레라, 유행성 간염, 소아마비
	② 호흡기계 : 결핵, 디프테리아
	③ 기생충 질환 : 회충, 구충, 아메바성 이질, 요충, 편충
	④ 식중독 원인균 : 살모넬라증, 포도상구균 중독
구제	① 발생원 제거 : 청결, 음식물 관리 철저 등 위생 관리, 환경위생 개선
	② 살충제 사용
	㉠ Phenitrothion, Bytex, Diazinon 등 유제를 물로 10배 희석 분무방법
	㉡ DDVP, Pyrethrine 등에 의한 훈증법
	㉢ 붕산단자, Dipterex를 넣은 독먹이를 놓아 먹게 하는 방법

(4) 쥐

생활사 및 습성	① 시궁쥐 : 집 쥐라고 하는데, 몸이 큰 종류로 몸통보다 꼬리가 짧은 반가주성 쥐라 할 수 있고 부엌, 변소, 축사, 경작지 등에 서식
	② 지붕쥐 : 곰쥐라고도 하고 집쥐보다 약간 작으며, 꼬리가 몸통보다 길고 주로 천장, 벽 틈, 곡물창고 등에 서식
	③ 생쥐 : 주로 인가나 들에 살며 농작물 보관소, 농경지 등에 많이 서식한다.
	④ 야서성 쥐 : 농작물의 식해나 유행성출혈열 전파와 관계
	⑤ 가주성 쥐 : 곡물의 피해와 질병 매개, 위생 해충의 서식처 역할을 함
구제	① 환경 개선 : 서식처 및 은식처 제거, 출입구 봉쇄 등
	② 천적 이용 : 고양이, 족제비, 개, 오소리, 뱀 등
	③ 트랩(trap) 이용 : 쥐틀과 쥐덫, 포서구(망)
	④ 살서제 이용
	㉠ 급성 살서제 : 단일투여제, 미끼 사용
	• 황인제, 비소제, 인화아연, 1080, Red Squill : 급성 독, 인축 맹독성 − 2차 독성 우려
	• ANTU, norbomide : 시궁쥐에 강한 독성, 인축에 대해 비교적 안전
	㉡ 만성 살서제 : 항응고제, 미끼 미사용
	• Warfarin(0.05%) : 만성 출혈독제, 인축에 안전성은 크고 살서율은 양호
	㉢ 기피제 : 메틸브로마이드, 나프탈린

Theme 04 기생충의 분류★

원충류	근족충류	이질아메바, 대장아메바, 기타 아메바
	편모충류	람블편모충, 질편모충, 장세모편모충, 주혈편모충, 리슈만편모충, 질트리코모나스
	섬모충류	대장섬모충
	포자충류	말라리아, 톡소포자충, 폐포자충, 사람등포자충, 와포자충
윤충류	선충류	회충, 요충, 구충(십이지장충), 편충, 동양모양선충, 분선충, 선모충, 말레이사상충, 반크롭트사상충, 기타 사상충, 아니사키스, 유극악구충, 기타 선충류
	흡충류	간흡충, 폐흡충, 요코가와흡충, 이형흡충, 간질, 비대흡충, 주혈흡충, 극구흡충
	조충류	유구조충, 무구조충, 광절열두조충, 왜소조충, 쥐조충, 위립조충

Theme 05 **기생충별 특성**

(1) 원충류★

이질아메바★	병원체	이질아메바
	전파	음식물, 물 등의 오염으로 인해 경구 침입하여 맹장에 기생
	증상	① 전신 권태, 복부 팽만감, 복통, 혈액과 점액이 섞인 설사변 ② 간 농양을 일으키기도 한다.
	예방	① 55℃에서 5분 이상 가열, 염소 소독을 실시한다. ② 환자의 의류, 식기 등을 열 소독한다. ③ 파리 등의 곤충을 박멸한다.
질트리코모나스	병원체	질트리코모나스(여성의 질강과 남성의 요도에서 발견)
	전파	남성이 매개체로 알려져 있고, 일종의 제2성병이라 할 수 있다.
	증상	질벽의 충혈과 소양감, 백대하, 무증상인 경우도 있다.
	예방	① 변기는 석탄산이나 크레졸로 소독한다. ② 내의는 삶거나 일광욕으로 건조한다. ③ 부부는 함께 치료하도록 한다.
람블편모충		① 인체 감염은 중간 숙주인 패류 또는 민달팽이를 날로 섭취함으로써 야기되지만 때로는 담수산 새우, 게, 육서산 플라나리아, 개구리 등과 같은 운반 숙주를 통해서도 이루어 짐 ② 설사가 지속되며 묽은 변으로 시작하여 점점 지방변이 된다. 지방변이 생기면 냄새가 심해지고, 악취 가스가 동반된다. 더불어 식욕 감퇴, 메스꺼움, 구토, 상복부 팽만감 등이 있음. 특히, 어린아이들에게서는 지방변 증후군(celiac syndrome)이 유발되어 식욕 부진, 지방변 설사, 지속적인 탈수, 체중 감소 등이 두드러지게 나타 남.
톡소플라즈마증		① 중간 숙주 : 포유동물(예 고양이, 돼지, 토끼 등), 조류 ② 사람에게 감염은 고양이의 분변(Oocyst)에 오염된 음식물에 의함 ③ 증세 　㉠ 선천성 톡소플라즈마 : 임신 초기에 선천적으로 감염된 태아는 사망, 유산, 조산, 기형이 유발하는 경우가 많음 　㉡ 후천성 톡소플라즈마 : 오한, 두통, 발열, 폐렴, 초생아는 뇌수막염, 소아는 뇌염 등이 유발

(2) 선충류★

① 회충(ascaris lumbricoides, roundworm)★

병원체	㉠ 크기는 20~30cm이며 주로 소장에 기생 ㉡ 암놈 1마리가 하루 (❶)개의 알을 낳는다. ㉢ 소장에 기생하여 감염 후 산란 시까지 약 60~75일 걸린다.
전파	㉠ 알은 대변으로 나와서 채소밭에 뿌리면 여름에는 2~3개월 만에 부화해서 유충이 된다. ㉡ 채소를 통해 침입하며, 위를 거쳐 소장에 들어가 장벽을 뚫고 폐에 모이기도 한다. ㉢ 장벽의 혈관 계통이나 림프관 계통을 거쳐 (❷)에 집합하여 어느 정도 성장한 다음 기관지 → 기관 → 후두 → 인후 식도를 거쳐서 소장에 내려와 기생한다. ㉣ 감염 경로 : 경구(포장란) → 위(부화) → 심장 → 폐 → 기관지 → 식도 → 소장(성충) → 정착
증세	㉠ 위장 증상으로 구토, 오심, 설사, 복통, 소화 불량, 이미증 ㉡ 신경 증상으로 두통, 어지러움, 실신, 경련, 시력 장애, 청력 장애, 야맹증, 기억력 감퇴 ㉢ 의료적 증상으로 장천공, 복막염, 장폐기증, 충양돌기염 등
예방	㉠ 채소를 흐르는 물에 여러 번 흔들어 씻으면 회충란은 어느 정도 떨어지며, 10분 이상 가열하면 사멸된다. ㉡ 채소는 잎을 펴서 흐르는 물에 여러 번 씻은 후, 열탕에 1분 정도 처리하여야 한다. ㉢ 화장실은 수세식으로 하고, 인분을 비료로 사용하려면 2~3개월간 충분히 부식시켜야 한다. ㉣ 용변 후와 식사 전에 손을 깨끗이 씻고 손톱을 짧게 깎는다. ㉤ 변을 검사하여 환자를 발견하고 구충제를 복용시킨다.

answer ① 10만~20만 / ② 폐

② 요충(Seal Worm Disease)★★★

병원체	Enterobius Vermicularis★ ㉠ 4~8mm 크기이며 백색이다. ㉡ 소장 하부, 맹장 등에 기생한다.
전파	㉠ 알이 손이나 음식물을 통해 들어와 소장 상부에서 부화하여, 맹장의 점막에서 성충까지 발육하고, 직장 내에서 기생하다가 45일 전후면 항문 주위로 나와 산란하고, 다시 직장으로 돌아간다. ㉡ 알은 건조한 실내에도 오래 살기 때문에 같이 침식을 하는 사람은 모두 감염된다. 어린이가 많이 감염된다. ㉢ 감염 경로 : 항문 밖에 나와서 산란 → 감염성 충란 → 손을 거쳐 직접 경구 감염, 충란으로 오염된 음식물, 식기 등을 통한 간접 경구 감염
증세	㉠ 알을 낳기 위하여 항문으로 나오기 때문에 항문 주위나 회음부에 소양증이 생겨서 가렵다. ㉡ 손으로 긁어서 묻은 알이 입으로 들어가고, 심하게 긁으면 상처나 습진이 생기며 불면증, 신경 쇠약, 신경증, 외음부의 충혈과 염증, 여자는 백대하증 등이 일어나며 어린이는 오줌을 싼다. ㉢ 기생 수가 많으면 장카타르나 충수염을 일으킨다. ㉣ 대도시 감염, 가족 감염, (❶)감염, 충란 감별법(❷ 95%, 분변법 5%)

answer ① 자가 / ② 스카치 테이프법

예방	ⓐ 집단 구충을 하고, 내의와 손, 침실을 깨끗하게 한다.
	ⓑ 내의를 자주 갈아입고 항문이 가려워도 맨손으로 긁지 않는다.
	ⓒ 채소 감염은 회충과 같은 방법으로 예방한다.

③ 구충증(십이지장충증, hookworm disease) : 십이지장충과 아메리카구충이 있는데 우리나라에서는 2가지 다 유행한다.

병원체	㉠ 십이지장충(ancylostoma duodenale)과 아메리카 구충(necator americanus)이 있으며, 1cm 정도로 십이지장에 붙어서 한 마리가 하루 0.1~0.8mL의 피를 빤다.
	㉡ 하루 10,000~20,000개의 알을 낳는다.
전파	경구 감염과 경피 감염이 있다.★
	㉠ 감염 경로 : 충란 → 분변과 함께 배출 → 부화(유충) → 탈피(유충) → 사상 유충(감염형) → 인체 침입(경구 및 경피 감염) → 혈류, 임파류 → 폐, 기관지, 기관, 식도→ 소장 → 성충
	㉡ 기생 장소 : 소장, 갈고리 모양으로 예리한 이빨 2쌍이 장벽에 교착하고 있어서 이동성은 없다.
증세	㉠ 경피 감염은 염증, 습진이 생기고 가렵고 붓고 발적이 생기며 세균에 감염되어 화농이 생기기도 한다.
	㉡ 경구 감염은 목이 가렵고 기침이 나고 숨이 가쁘고 호흡이 곤란하다. 침입 초기에 기침, 구역, 구토가 나며, 성충이 되면 빈혈, 소화 장애, 토식증, 다식증이 있다.
	㉢ 어린이가 심하게 걸리면 신체와 지능 발육이 저하되고 저항력이 떨어져 질병에 걸리기 쉽다.
	㉣ 특징 : 농촌에서 맨발 작업 시 경피 감염되며 (①)(분변독)을 발생시킨다.
예방	㉠ 알은 회충알보다 약하여 저온에서도 죽으며, 6일간 방치하면 발육하지 않는다.
	㉡ 직사 광선이나 소독제에도 약하다.
	㉢ 알은 분변 속에서 겨울에는 13~14일 동안 산다. 다른 계절에는 75일 정도 살고, 긴 것은 130일 정도 산다.
	㉣ 분뇨를 2~3개월간 방치하면 알은 모두 죽는다.

answer ① 채독증

④ 편충(whip worm) : 감염률이 높지만 10마리 미만으로는 증상이 나타나지 않기 때문에 경시된다.

병원체	Trichuris Trichiura
	㉠ 머리는 실같이 가늘고 꼬리가 크고 넓다.
	㉡ 수놈은 40~50mm, 암놈은 45~50mm 정도이다.
전파	㉠ 감염 경로는 회충과 같으며, 소장 하부와 맹장 주위에 가늘고 긴 머리를 장 점막 내에 파고들어서 기생하므로 구충이 어렵다.
	㉡ 키스와 음식을 통해 감염된다.
증세	대장염, 설사, 맹장염, 탈항 등의 원인이 되고 빈혈과 정신 증상도 일어난다.
예방	회충의 경우와 같다.

⑤ 동양모양선충

병원체	㉠ 4~5mm 크기로 매우 가늘어서 머리카락 같고 회백색이나 무색이다. ㉡ 소장 상부 점막에 붙어 있다.
전파	㉠ 분변에 섞여 나온 알이나 토양에서 부화한 감염형 유충으로 오염된 채소나 손으로 경구 감염되며 경피 감염은 드물다. ㉡ 감염형 유충은 온도나 화학 약품에 강하며, 김치를 통하여 감염되는 경우도 있다.
증세	십이지장충과 유사
예방	십이지장충과 동일

⑥ 분선충

병원체	약 3mm 크기로 소장에 기생
전파	㉠ 알이 외부로 나와 유충이 되어 채소나 피부를 통하여 인체에 들어와 폐를 거쳐 소장에 가서 기생 ㉡ 충란은 3일 내에 감염될 수 있는 크기로 자람.
증세	㉠ 급성일 때는 유충침입 국부에 소양, 홍반, 발진이 생긴다. 2주일 후에는 색소 침착, 각설을 한다. ㉡ 감염 6일부터는 약 3일간 기침이 심하고 15일부터는 설사, 복통, 변비 등이 있고 1개월 후에는 산통 발작, 점혈 변이 나온다. ㉢ 만성증은 복통, 복명, 연변, 점혈 변, 부종, 기침, 영양 부족 등이 있다. ㉣ 위장 증세와 영양 실조가 주로 나타나고 심하면 탈수, 황달, 간 경화증도 나타난다.
예방	㉠ 십이지장충과 같다. ㉡ 자가 감염도 있으므로 주의한다. ㉢ 변비환자는 항문 주위를 깨끗이 소독한다.

⑦ 선모충(trichinella spiralis)

> ㉠ 길이 1.5mm 정도로 사람, 돼지, 곰, 쥐의 근육 내의 낭에 코일모양으로 존재한다.
> ㉡ 감염된 고기를 익혀 먹지 않으면 낭이 녹아 성숙하여 유충이 된다. 유충은 림프계에 침입하여 전신 각처로 운반된다.
> ㉢ 열이나 근육통이 감퇴되어 수개월 후에는 점차 회복되는 경우도 있다.
> ㉣ 자충은 죽지 않고 수년 또는 수십 년간 생존하며 사람 체내에서 25~31년간 생존한 보고도 있다.

⑧ 말레이 사상충증(filariasis) : (①)이라고도 한다. ★

병원체	㉠ 사상충(brugia malayi) ㉡ 수컷은 70~80mm, 암컷은 30~35mm이다.
전파	㉠ 감염원으로부터 피와 함께 빨려 들어간 사상충 새끼(micro filaria)는 2~3주 후 모기 속에서 필라리아형이 되어 모기가 사람 피를 빨 때 침입하여 (❷) 조직에서 기생하며 1년 후 새끼를 낳는다. ㉡ 정기적인 야간출현 시간 : 오후 2시~오전 2시(최고 출현 : ❸) ㉢ 토고숲 모기에게 흡입된 후 평균 15년 정도 인체 내에서 생존 가능 ㉣ 림프 조직 기생

answer ① 상피병 / ② 림프 / ③ 새벽 1시 30분

증세	ⓐ 성충은 림프관이 있는 생식기, 사지 등에 기생한다. ⓑ 부종, 통증, 상피증, 림프관염, 유미성 음낭 수종, 음낭 상피증 등을 일으킨다.
예방	환경을 위생적으로 관리하여 모기를 없애고 모기에 물리지 않게 한다.
치료	충체에 대한 화학 요법(네오스티브산), 약물 요법이 안 되면 외과적 요법(임파관 절단, 절개)
검사법	④

answer ④ 혈액 검사(야간)

⑨ 아니사키스(anisakis)★★★

㉠ 해산 어류 중 제1 중간숙주 (①) , 제2 중간숙주인 (②), 전갱이, 청어, 가자미, 갈치, 대구, 오징어 등에 유충이 있다.
㉡ 고등어의 복강이나 근육에서 발견되는 유충은 20~30mm 크기이다.

answer ① 새우류 / ② 고등어

⑩ 유극악구충(gnathostoma spinigerum)

㉠ 타이, 인도, 말레이시아, 중국, 일본 등에 분포하나, 우리나라에서의 발생 보고는 없다.
㉡ 제1 중간숙주는 (①)이고 제2 중간숙주는 (②) 속의 민물고기와 양서류, 파충류, 조류, 갑각류, 포유 동물 등이다.
㉢ 성충은 어류나 냉혈 동물을 잡아먹는 동물의 소화관 종유에 있다.
㉣ 사람이나 뱀, 조류, 냉혈 동물은 유충이 체내에 있는 어류를 먹으면 유충이 성충이 되지 않고 (4.2~9.3mm) 피하 조직 등에 종유를 만들어 기생한다.

answer ① 물벼룩 / ② 가물치, 뱀장어

(3) 흡충류

① 간 디스토마(간 흡충, clonorchiasis, chinese liver fluke) : 낙동강, 영산강, 금강, 한강 등의 강 유역 민물고기를 생식하는 지역주민이 많이 걸린다.★★★

병원체	Clonorchis Sinensis ㉠ 수명은 약 6~8년이고, 크기는 10~25mm이다. ㉡ 병원소 : 환자, 돼지, 개, 고양이
전파 ★	㉠ 간에서 모충이 산란하면 난자가 담관과 소장을 통해 대변으로 배설된다(기생장소 : 담관). ㉡ 난자는 수중에서 부화되어 유충이 되어 제1 중간숙주인 (①) 속에 들어가서 성장하여 수중 에 나와 제2 중간숙주인 (②) 등의 근육에 들어가서 피낭유충이 되며, 사람이 물고기를 생 으로 먹으면 소장을 뚫고 간에 집합 기생한다. ㉢ 배설된 충란이 사람에게 감염되는 데는 3개월 걸린다. ㉣ 특징 : 우리나라 5대강 유역에 분포하며 사람, 개, 고양이 등이 종말 숙주이다.

answer ① 왜우렁이 / ② 참붕어, 피라미, 모래무지

증세	㉠ 초기에는 소화 불량, 설사, 식욕 부진, 피로 등이 나타나고 이어서 간장 비대, 비장 비대, 복수, 소화 장애, 황달 등이 나타난다. ㉡ 심각한 경우에는 간경화증을 일으켜 사망에 이를 수 있다.
예방	㉠ 민물고기를 생식하지 말고, 민물고기 조리 후 조리기구를 깨끗이 씻고, 생수를 마시지 않고, 인분을 철저히 처리한다. 개 · 고양이 등 디스토마가 있는 동물을 잘 관리한다. ㉡ 치료에는 Praziquantel 제제를 사용한다.

② **요코가와 흡충**(metagonimus yokogawai)★

병원체	㉠ 1.2mm 정도의 장내 흡충으로 장내에 산란하여 알이 분변과 함께 배출된다. ㉡ 사람과 개, 고양이, 돼지 등의 육식 동물과 펠리컨 같은 어식 조류의 소장 점막에 기생한다. ㉢ 피낭유충은 열이나 화학 약품에 강하여 식초 중에 1시간, 0.3% 염산이나 간장에서 6시간, 70℃에서 15분간 죽지 않는다.
전파	㉠ 충란은 다슬기 속에서 부화한다. ㉡ 제1 중간숙주는 (①)로 속에서 유미유충이 되어 제2 중간숙주인 (②) 속에 들어가 피낭 유충이 되며, 은어를 생식하면 감염된다.
증세	흡충이 소장 점막에 기생하면 염증을 일으키며 설사, 복통, 무력감, 빈혈을 일으킨다.
예방	은어를 생식하지 말아야 한다.

answer ① 다슬기 / ② 은어, 납자리, 붕어, 참붕어

③ **폐 디스토마**(폐흡충증, paragonimus : oriental lung fluke)★★

병원체	Paragonimus Westermani ㉠ 주로 폐에 기생하며 뇌, 복부 등에 기생하기도 한다. ㉡ 성충은 길이 1cm, 넓이 0.5cm² 정도이며, 수명은 7~8년이다. ㉢ 고기 속에 있는 유충은 −10℃에서 24시간에 죽고, 열에 약하여 50℃에서 죽는다.
전파	㉠ 폐에서 모충이 낳은 알이 가래로 배설되어 물에서 부화하여 유충이 되어 제1 중간숙주인 (①)속에서 성장하여 물속으로 나와 제2 중간숙주인 (②)등에 침입하여 사람이 날로 먹으면, 장 · 림프선을 통하여 폐에 들어가 성충이 된다. ㉡ 감염 경로 : 충란 → 객담, 분변과 함께 배출 → 부화 → 유모 유충 → (①)(제1 중간숙주) → 포자낭 유충 → 레디 유충 → 유미 유충 → (②)(제2 중간숙주) → 피낭유충 → 경구 감염(사람, 종말 숙주) → 탈낭(소장 상부) → 성충(폐) ㉢ 기생 장소 : 폐(유충 상태로 뇌 등에 기생하는 경우도 있음)
증세	㉠ 서서히 발병한다. ㉡ 폐 안에서 성충이 산란하고 생활하기 때문에 폐 조직을 파괴하여 가벼운 기침이 시작되며 흉통, 인후통이 뒤따르기도 하고 가래에 혈액이 섞여 나오며 대출혈도 한다. ㉢ 눈이나 뇌에 기생하여 복막염이나 시력 장애, 뇌 증상을 초래하기도 한다. ㉣ 기생 부위에 따라 폐디스토마증, 복부 폐디스토마증, 뇌부 폐디스토마증, 안와 폐디스토마증이 있다. ㉤ 특징 : 우리나라 산간지역에 분포한다. 사람, 개, 고양이가 종말 숙주이다.

answer ① 다슬기 / ② 게·가재

예방	㉠ 피낭 유충의 저항력은 저온에 강하고, 식초나 간장에서는 단시간에 죽지 않지만 열에는 약하다. ㉡ 게 · 가재의 생식을 금하고 유행 지역에서는 생수를 마시지 말고, 환자 객담을 위생 처리하고, 감염 동물을 잘 관리해야 한다. ㉢ 특효약으로 Praziquantel, Bithionol 등이 있다.

CHECK Point ⊕ 간 디스토마와 폐 디스토마의 감염 경로

피낭 유충(metacercaria) 충란 → miracidium(유모 유충) → sporocyst(포자낭 유충) → redia(redi유충) → cercaria(유미 유충) → metacercaria(피낭 유충) 형태로 인체에 침입

(4) 조충류★

① 갈고리 촌충(유구조충, Pork Tape Worm) : (①)고기를 생식하면 걸린다. 성충 감염보다 충란에 의한 뇌, 안구, 근육, 장벽, 심장, 폐 등에 낭충증 감염이 많다.★

병원체	Taenia Solium ㉠ 길이 2~7m, 폭 5~6mm이고 머리에 4개의 빨판과 갈고리가 있다. ㉡ 800~900개의 마디가 있다.
전파	㉠ 인분에서 나온 알이 묻은 풀을 중간 숙주인 (①)가 먹으면, 관에서 부화하여 유충이 되어 장벽을 뚫고 들어가 2~3개월이면 유구 낭충이 된다. ㉡ 사람이 감염된 (①)고기를 생식하면 소장 상부에서 탈낭하여 2개월 내에 성충이 되어 알이 분변으로 나간다. ㉢ 환자 손으로 충란을 만지면 피부를 뚫고 들어가 낭충이 사람의 뇌, 안구, 근육, 심장, 피하조직, 간, 신장, 뼈, 대혈관, 혀 등에 기생한다. 이를 낭미 충증이라 한다. ㉣ 기생 장소 : 소장★ ㉤ 감염 경로 : 분변과 충란 체외 배출 → (①)(중간 숙주) → 육구유충 → 유구낭충(근육) → 사람(종말 숙주) 경구감염 → 성충(소장) ㉥ 유구조충, 유구낭충 감염이 된다.
증세	㉠ 불쾌감, 상복부 동통, 식욕 부진, 소화 불량 등이 있다. ㉡ 피하에 기생하여 낭충증을 일으킨다. ㉢ 뇌낭충증일 경우 충체의 사멸로 뇌증(간질 발작)을 일으킨다.
예방	㉠ (①)고기를 완전히 익혀 먹고, 환자는 구충하고, (①) 사료를 분변으로 오염시키지 않아야 한다. ㉡ (①)고기를 −10℃ 이하에 1주일간 냉동하면 유충이 파괴된다.

answer ① 돼지

② 민촌충(무구조충, beef tape worm)★

병원체	Taenia Saginata ㉠ 머리에 4개의 빨판이 있고, 끝에 홈이 있다. ㉡ 7~8m이지만 40m 짜리도 있다. 길이 16~20mm인 마디 1,000~2,000개로 되어 있다. ㉢ 20년 정도 살며 1마리씩 기생하지만, 16마리가 기생한 예도 있다.
전파	㉠ 떨어진 마디가 인분으로 배출되어 터져서 알이 풀에 묻어서 중간숙주인 (①)가 먹으면 장관에서 부화하여 유충이 되어 장벽을 뚫고 들어가 3~6개월 후에 무구낭충이 된다. 이런 고기를 생식하면 사람 소장 상부에서 탈낭하여 2개월 내에 성충이 된다. ㉡ 감염 경로 : 분변과 함께 충란 체외 배출 → (①)(중간 숙주) → 육구유충 → 무구낭충(허리, 엉덩이, 혀, 심장 등 근육) → 사람(종말 숙주) 경구감염 → 성충(소장 상부) ㉢ 기생 장소 : 소장
증세	㉠ 소장에 기생하여 변을 눌 때뿐 아니라 걷거나 잘 때도 마디가 떨어져 나와 불쾌감을 준다. ㉡ 상복부 둔통, 식욕 부진, 소화 불량, 빈혈 등이 생긴다.
예방	㉠ (①)고기를 완전히 익혀 먹고, 환자는 빨리 구충하고, (①)가 먹는 풀에 분변을 버리지 않는다. ㉡ 포낭유충은 71℃에서 5분이면 죽는다. -10℃ 이하에서는 2~3일 만에 죽는다. 그러나 0℃에서는 4일까지 살아 있다.

answer ① 소

③ 긴촌충(광절열두조충증, fish tape worm) : 주로 북반구에 많으며 우리나라에서는 드물다.

병원체	Diphyllobothrium Laturm ㉠ 3~10m × 1.5~2.0cm 크기로 약 3,000개의 마디로 되어 있다. ㉡ 성숙마디는 3mm, 폭 15mm로 폭이 길이보다 넓기 때문에 광절이라 한다.
전파	㉠ 소장에서 분변으로 배출된 충란은 물에서(15~20℃) 11~15일 후에 부화되어 제1 중간숙주인 (①)(갑각류)이 먹으면 전의 미충이 된 다음 제2 중간숙주인 (②)가 (①)을 먹으면 근육이나 간에서 성장하여 의미충이 된다. 이런 연어나 송어를 사람이 생식하면 감염된다. ㉡ 인체감염 3주 후면 성충이 되어 산란한다.
증세	식욕감퇴, 복통, 오심, 구토, 설사 등의 증상과 빈혈이 있다.
예방	㉠ 송어나 연어의 생식을 금한다. ㉡ 건조, 염지, 냉동 등에 매우 강하여 죽지 않지만 열에 약하여 50℃에서 수분 내에 죽는다. ㉢ 고기 속의 유충은 -10℃에서 24시간에 죽는다. ㉣ 유충은 고기를 말리거나 간장에 조리면 죽는다.

answer ① 물벼룩 / ② 연어, 송어, 농어

④ 스파르가눔증(sparganosis) : 열두조충과 조충의 유충기를 스팔가눔이라 하며 사람의 장에 기생하였을 때 스파르가눔증이라고 한다.

병원체	성충은 Diphyllobothrium mansoni, D.mansonoides, D.decipiens, D.erinacei, D.ranurum 등으로 개나 고양이의 장에 기생한다.
전파	㉠ 제1 중간숙주는 (①)이고, 제2 중간숙주는 (②)이다. ㉡ 조류나 포유류, 사람도 숙주 역할을 한다. ㉢ 감염된 (①)이 들어 있는 물을 마시거나, 의미충에 감염되어 있는 (②)를 생식하거나, 감염된 (②)를 잡아먹은 닭의 근육에 의미충이 들어 있는 것을 생식하면 감염된다.
증세	㉠ 피하 조직에 원형의 종유가 생기고 소양증이 있다. ㉡ 기생 부위가 일정치 않으나 복부, 서혜부, 눈, 음낭, 유방 등에 기생한다.

answer ① 물벼룩 / ② 담수어, 뱀이나 개구리

<기생충의 종류와 감염 경로>

종류		감염원	감염 방식			중간 숙주		종말 숙주
			경구	경피	자가	제1	제2	
선충류	회충	채소	○					사람
	십이지장충	채소	○	○				사람
	편충	채소	○					사람
	요충	채소	○		○			사람
	동양모양선충	채소	○	○				사람
	선모충	돼지고기	○			돼지		사람
	유극악구충	어류	○			물벼룩	담수어(가물치, 메기, 뱀장어 등)	개, 고양이
	아니사키스	어류	○			새우류	해산어(대구, 오징어, 청어 등)	돌고래류
흡충류	간흡충	어류	○			우렁이	담수어(피라미, 붕어, 잉어 등)	사람
	폐흡충	갑각류	○			다슬기	민물 게 또는 가재	사람
	요코가와흡충	어류	○			다슬기	담수어(특히 은어)	사람
조충류	광절열두조충	어류	○			물벼룩	담수어(송어, 연어 등)	사람
	무구조충	쇠고기	○			소		사람
	유구조충	돼지고기	○	○		돼지		사람

DOIT

PART
12

보건행정

Theme 01 **보건행정의 정의**

(1) 보건행정학의 개념

①	보건행정이란 공공 기관 또는 사적 기관이 사회보건복지를 위하여 공중보건의 원리와 기법을 응용하는 것이다.
②	지역사회 주민의 건강을 유지·증진시키고 정신적 안녕 및 사회적 효율을 도모할 수 있도록 하기 위해 국가나 지방자치단체가 주도적으로 수행하는 국민의 건강을 위한 제반 활동

answer ① W. G. Smillie / ② 일반적인 정의

(2) 보건행정의 성격(특성)

①	국민의 건강유지와 증진을 위한 조직적인 행정이므로 당연히 공익을 위한 성격을 지님
②	넓은 의미에서 국민에게 적극적으로 서비스하는 기능을 가지고 있음
③★	지역사회 주민의 자발적인 참여 없이는 그 성과를 기대하기 어려우며, 교육을 중요한 수단으로 사용하고 있음
④	발전된 근대과학과 기술의 확고한 기초 위에 수립된 행정
건강에 관한 개인적 가치와 사회적 가치의 상충	생명의 유일함에 대한 무한대의 서비스 욕구를 추구하는 개인의 가치와 한정된 서비스를 분배하려는 사회적 형평성이 상충하는 경우가 발생
행정 대상의 양면성	소비자 보건을 위한 규제와 보건의료산업 보호를 위한 자율을 함께 고려하여야 하는 양면성이 존재

answer ① 공공성 및 사회성 / ② 봉사성 / ③ 조장성 및 교육성 / ④ 과학성 및 기술성

(3) 보건행정의 범위

주장자	보건행정의 범위		
WHO	1. (①)	2. (②)	3. (③)
	4. (④)	5. (⑤)	6. 의료 서비스
	7. 보건 간호		
미국 공중보건협회	1. (①)	2. (②)	3. 감독과 통제
	4. (③)	5. 개인보건 서비스 실시	6. 보건시설의 운영
	7. 사업과 자원 간의 조정		

answer ① 보건자료 기록과 보존(보건 통계) / ② 보건교육 / ③ 환경위생 / ④ 전염병 관리 / ⑤ 모자보건

Emerson	1. (①)	2. (②)	3. (③)
	4. (④)	5. (⑤)	6. 만성병 관리
	7. 보건검사실 운영		

answer ① 보건자료 기록과 보존(보건 통계) / ② 보건교육 / ③ 환경위생 / ④ 전염병 관리 / ⑤ 모자보건

(4) 행정과정

Gulick의 7가지 행정 과정(POSDCoRB)★	
①	행동하기 전에 무엇을 어떻게 해야 하는지를 결정하는 과정
②	2명 이상이 공동의 목표 달성을 위하여 노력하는 협동체를 조직하는 과정
③	조직원의 채용과 훈련, 작업조건, 동기유발 등 제반활동
④	최고관리자의 계속적인 의사결정을 구체적인 형태로 명령, 지시하는 제반과정
⑤	조직의 목표를 달성하는 데 있어서 조화된 기능을 발휘할 수 있도록 같은 성질의 업무를 모으고 동조되도록 하는 의식적인 행위
⑥	업무 수행과정에서 상관에게 업무 보고를 하는 것으로, 보고에 필요한 기록, 조사 등 포함
⑦	재정 계획, 회계, 재정 통제의 형식에 의한 예산 편성에 따르는 모든 것으로서, 최고경영자는 예산을 통해 조직을 통제하고 관리
Fayol의 5가지 행정 과정(POCCC)	
Planning(기획) → Organizing(조직) → Commanding(명령) → Coordinating(조정) → Controlling(통제)	

answer ① P(Planning, 기획) / ② O(Organizing, 조직) / ③ S(Staffing, 인사) / ④ D(Directing, 지휘)
⑤ Co(Coordination, 조정) / ⑥ R(Reporting, 기록) / ⑦ B(Budgeting 예산)

(5) 조직관리의 7대원칙

①★★	권한과 책임의 정도에 따라 직무를 등급화시키고, 이에 따라 상하 간의 계층을 설정하여 지휘계통과 명령계통을 확립시킨 피라미드형의 직제
②★★	1인의 상관, 감독자가 효과적으로 직접 감독할 수 있는 부하의 수 → 관리한계의 원리, 관리책임의 원리
③★★	업무를 성질별, 기능별로 분할하여 계속적인 수행을 거쳐 조직의 능률성을 제고하고자 하는 원리
④★★★	한 사람의 상관으로부터 명령을 받고 보고하는 원리이며 의사전달의 능률화를 위한 원리
⑤★★★	조직체의 공동의 목적을 달성하기 위하여 행동의 통일을 이룩하도록 집단의 노력을 질서 정연하게 결합하고 배열하는 과정
목표의 원리	상부 조직이 갖는 장기적인 목표와 하부조직이 갖는 단기적인 목표의 명확성이 유지되어야 한다는 것을 의미
책임과 권한의 일치 원리	어떤 과업에 대한 권한과 책임이 일치해야 한다는 것을 의미

answer ① 계층제의 원리 / ② 통솔범위의 원리 / ③ 전문화 분업의 원리 / ④ 명령통일의 원리 / ⑤ 조정 통합의 원리

현대조직의 7원칙	고전조직의 5대 원칙
•고전 조직의 5대 원칙 •목적의 원칙 •일치의 원칙	•계층화의 원칙 •명령 통일의 원칙 •통솔 범위의 원칙 •조정의 원칙 •분업의 원칙

 Theme 02 사회보장제도

(1) 정의

① Beveridge의 정의★

㉠ 사회보장의 아버지로, 1942년 '사회보험과 관련 서비스'라는 보고서를 제출하여 요람에서 무덤까지라는 영국 사회보장제도의 기초를 다지면서 사회보장을 "실업이나 질병 또는 부상으로 인하여 소득이 중단되었을 때를 대처하고 노령으로 인한 퇴직이나 타인의 사망으로 인한 부양 상실에 대비하며 출생, 사망, 결혼 등과 관련된 특별한 지출을 감당하기 위한 소득 보장을 의미한다."라고 정의하였다.
㉡ 사회에는 5가지 해악이 있는데, 이는 빈곤, 질병, 무지, 불결, 나태 등으로 개인의 적이 아니고 인류 공동의 적이기 때문에 국가가 적극적으로 개입해야 한다고 주장하였다.

② 우리나라 법적 개념★

사회보장기본법 제3조 : "사회보장"이란 출산, 양육, 실업, 노령, 장애, 질병, 빈곤 및 사망 등의 사회적 위험으로부터 모든 국민을 보호하고 국민 삶의 질을 향상시키는 데 필요한 소득·서비스를 보장하는 사회보험, 공공 부조, 사회 서비스를 말한다.

(2) 사회보장의 종류★

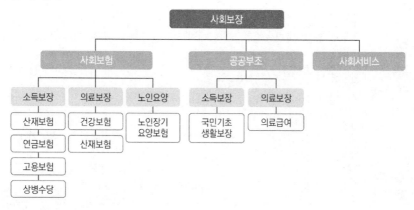

<우리나라 5대 사회보험의 종류와 특성>

구분	건강보험	노인장기요양보험	국민연금	산재보험	고용보험
관장	보건복지부			고용노동부	
운영	국민건강보험공단		국민연금공단	근로복지공단	고용노동부
근거법	국민건강보험법	노인장기요양법	국민연금법	산업재해보상 보험법	고용보험법
시행일	①	②	③	④	⑤
보장내용	의료보장 · 건강증진	장기 요양	소득 보장	의료 및 소득 보장	소득 보장
대상	전 국민	65세 이상 또는 노인성 질환자	18세 이상 60세 미만 자(타 연금법 적용 자 제외)	상시 1인 이상 근로자	

answer ① 1977 / ② 2008 / ③ 1988 / ④ 1964 / ⑤ 1995

CHECK Point ⊕ 사회보험과 민간보험의 차이점★

구분	사회보험	사보험(민간보험)
제도의 목적	최저 생계 또는 의료 보장	개인적 필요에 따른 보장
보험가입	강제 가입	임의 가입
부양성	국가 또는 사회 부양성	없음
수급권	법적 수급권	계약적 수급권
독점/경쟁	정부 및 공공기관의 독점	자유 경쟁
공동부담 여부	공동 부담(불완전 자조체계)	본인 부담(완전 자조체계)
재원부담	능력비례 부담	개인의 선택
보험료 부담방식	주로 정률제	주로 정액제
보험료수준	집단율(평균율)에 따르는 소득비례원칙	위험률 비례요인(경험률)
보험자의 위험선택	할 수 없음	할 수 있음
급여수준	균등 급여	기여비례 보상
보험사고대상	주로 대인보험	주로 대물보험
성격	집단 보험	개별 보험
인플레이션 대책	가능	취약함
보험보호대상	질병, 분만, 산재, 노령, 실업, 폐질에 국한	발생위험률을 알 수 있는 모든 위험
강조점	복지요소로써 사회적 적합성, 보장성 강조	보험요소로써 개인적 적합성, 효율성 강조

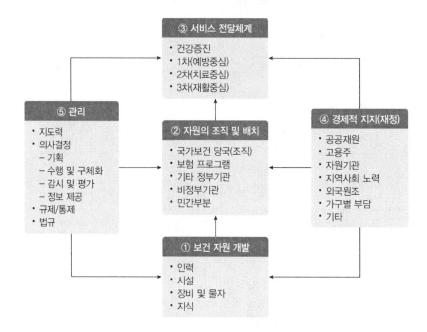

(1) 보건의료자원의 개발 : 인적 자원 개발, 물적 자원 개발, 지적 자원 개발, 장비 및 물자의 개발

CHECK Point 보건의료인력의 종류와 업무

관련 법규		보건의료인력 종별	종수	자격구분	교부처
의료법	제2조	의료인(의사, 치과의사, 한의사, 간호법에 따른 간호사, 조산사)	5	면허	보건복지부
	제77조	전문의	26	자격	보건복지부
		치과전문의	11	자격	보건복지부
		한의사전문의	8	자격	보건복지부
	제78조	전문간호사	13	자격	보건복지부
	제79조	한지의료인	3	면허	보건복지부
	제81조	의료유사업자(접골사, 침사, 구사)	3	자격	시·도지사
	제82조	안마사	1	자격	시·도지사
간호법 시행 2025. 6. 21	제4조	간호사	1	면허	보건복지부
	제5조	전문간호사(보건, 마취, 정신, 가정, 감염관리, 산업, 응급, 노인, 중환자, 호스피스, 아동, 임상, 종양)	13	자격	보건복지부
	제6조	간호조무사	1	자격	보건복지부
의료기사 등에 관한 법률	제1조	보건의료정보관리사, 안경사	2	면허	보건복지부
	제2조	의료기사(임상병리사, 방사선사, 물리치료사, 작업치료사, 치과기공사, 치과위생사)	6	면허	보건복지부

응급의료에 관한 법률 제36조		응급구조사(1 · 2급)	2	자격	보건복지부
국민건강증진법 제12조의2		보건교육사(1 · 2 · 3급)	3	자격	보건복지부
정신건강복지법 제17조		정신건강전문요원(정신건강임상심리사, 정신건강간호사, 정신건강사회복지사 각 1 · 2급)	6	자격	보건복지부
장애인복지법 제73조		의지 · 보조기기사	1	자격	보건복지부
약사법	제3조 · 제4조	약사, 한약사	2	면허	보건복지부
	제45조	한약업사	1	자격	시 · 도지사
식품위생법 제53조		조리사	1	면허	시 · 군 · 구청장
국민영양관리법 제15조		영양사	1	면허	보건복지부
공중위생관리법 제6조의2		위생사	1	면허	보건복지부
수의사법 제4조		수의사	1	면허	농림축산식품부
사회복지사업법 제11조		사회복지사(1 · 2급)	3	자격	보건복지부
산업안전보건법 제142조		산업보건지도사, 산업안전지도사	2	자격	고용노동부

(2) **자원의 조직화** : 국가보건의료 당국, 건강보험 프로그램, 비정부기관(NGO), 독립적 민간부문

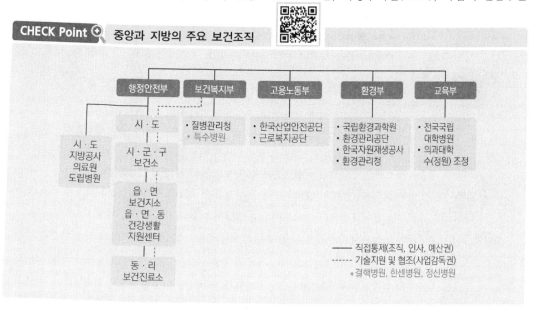

CHECK Point 중앙과 지방의 주요 보건조직

(3) **경제적 재원**

① 공공 재원 : 중앙정부, 지방자치단체, 의료보험기구

② 민간 기업 : 기업주의 일부 부담 및 근로자에 대한 서비스 제공

③ 조직화된 민간 기관 : 자선단체, 민간보험

④ 지역사회에 의한 지원 : 기부나 자원봉사활동

⑤ 외국의 원조 : 정부나 자선단체 차원의 원조(종교단체)

⑥ 개인 지출 : 의료이용 시 국민에 의한 직접 부담

⑦ 기타 재원 : 복권판매 수익금, 기부금

(4) 보건행정(정부의 통제) : 의사 결정, 기획 및 실행, 감시 및 평가, 정부 지원, 법규, 지도력

(5) 보건의료서비스의 전달

① 1차 예방 : 건강 증진, 예방

② 2차 예방 : 치료

③ 3차 예방 : 재활

 Theme 04 **보건의료서비스의 사회경제적 특성**★★

①	건강보험을 통해 미래의 불확실한 큰 손실을 현재의 확실한 작은 손실로 대처하여 질병발생의 예측 불가능성에 대비
②	• 확산효과, 이웃효과라고도 함 • 예방접종을 실시하여 감염위험은 감소
생활필수품으로서의 보건의료	보건의료는 의식주 다음의 제4의 생활필수품
③	• 모든 소비자에게 골고루 편익이 돌아가야 하는 재화나 서비스 • 비배제성, 타인의 소비로 자기의 소비가 지장을 받지 않는 비경합성
정보의 비대칭성	• 질병관리에 관한 대중의 지식수준이 거의 무지상태 • 공급자 위주의 시장, 전문가 지배, 공급유인 수요현상을 초래
비영리적 동기	보건의료분야는 영리추구에 우선순위를 두고 있지 않음.
경쟁제한	보건의료서비스는 제도적으로 경쟁이 제한되어 독과점이 형성
소비적 요소와 투자적 요소의 혼재	노동자의 질병은 비노동 연령자에게 행하는 보건의료서비스와 비교할 때 투자적 성향이 존재
노동집약적인 인적 서비스	인간에 대한 인적서비스인 보건의료서비스는 노동집약적인 성격
치료의 불확실성	질병의 진행성과 증상 및 반응의 다양성 때문에 명확한 결과를 측정하기가 곤란.
공동생산물로서의 보건의료와 교육	보건의료서비스와 교육 · 연구가 분리되지 않고 밀접하게 관련되어 함께 생산됨으로써 의료의 질이 향상

answer ① 질병의 예측 불가능성 / ② 외부효과 / ③ 공공재

Theme 05 적정 보건의료서비스의 요건

	구성요소	주요 내용
Myers	접근 용이성	개인적 접근성, 포괄적 서비스, 양적인 적합성
	질적 적정성	전문적인 자격, 개인적 수용성, 질적인 적합성
	지속성	개인중심의 진료, 중점적인 의료 제공, 서비스의 조정
	효율성	평등한 재정, 적정한 보상, 효율적인 관리
Lee & Jones	(1) 의·과학에 근거한 합리적인 의료 (2) 예방 의료 (3) 의사와 환자 간의 긴밀한 협조 (4) 전인적 진료 (5) 의사와 환자 간의 지속적이고 긴밀한 인간관계 유지 (6) 사회복지사업과의 긴밀한 연계 (7) 다양한 보건의료서비스의 협조 (8) 필요 충족에 요구되는 모든 보건의료서비스의 제공	

 Theme 06 의료보장제도

(1) 진료비 지불 보상제도

분류	방식	장점	단점
① (Fee for Service) ★★	• 제공된 의료서비스의 단위 당 가격에 서비스의 양을 곱한 만큼 보상하는 방식 • 의사의 시술내용에 따라 값을 정하며 의료를 공급하는 것 • 진료행위 자체가 기준	• 의료서비스의 양과 질의 확대 • 의료인의 재량권 확대(의료인의 자율보장) • 첨단 의·과학기술의 발달 유도 • 전문적인 의료수가 결정에 적합 • 가장 현실적이고 합리적임 • 원만한 의사와 환자관계 유지	• 의사의 수입과 행위가 직결되므로 과잉 진료·의료 남용 우려 • 의료비 지급에서는 과잉 진료를 막기 위해 심사, 감사 또는 기타 방법을 동원하게 되어 행정적으로 복합적인 문제 발생 • 의료인과 보험자 간에 갈등 요인을 소지하고 있음 • 예방보다는 치료에 치중 • 기술지상주의 팽배 가능성 • 상급병원 후송 기피
②★ (Capitation)	등록된 환자 또는 주민 수에 따라 일정액을 보상받는 방식	• 진료의 계속성이 증대되어 비용이 상대적으로 저렴 • 예방에 더욱 많은 관심 • 행정적 업무절차 간편 • 의료 남용을 줄일 수 있음 • 의료인 수입의 평준화 유도	• 환자의 선택권이 제한 • 서비스 양을 최소화하는 경향 • 환자 후송, 의뢰 증가 경향 • 고위험, 고비용 환자 기피 • 고도의 전문의에게 적용 곤란 • 과소 치료 경향

answer ① 행위별 수가제 / ② 인두제

봉급제 (Salary)	제공된 서비스의 양이나 사람 수에 관계없이 일정 기간에 따라 보상하는 방식	• 의사의 수입이 안정되고, 불필요한 경쟁을 억제할 수 있음 • 행정 관리 용이 • 조직 의료에 적합	• 진료 형식화, 관료화가 우려됨 • 과소 서비스 공급 • 낮은 생산성 • 의료인의 자율성 저하
③ (Case Payment) DRG-PPS	환자의 종류당 총 보수단가를 설정하여 보상하는 방식	• 경제적인 진료수행을 유도 • 병원업무의 표준화(진료의 표준화) • 예산통제 가능성 큼 • 부분적으로 적용 가능	• 서비스가 최소화되는 경향 • 서비스가 규격화되는 경향 • 의료행위에 대한 자율성 감소 • 합병증 발생 시 적용곤란 • 과소 진료의 우려 • 신규 의학기술에는 적용 어려움
④ (Negotiation System)	• 지불자와 진료자 측이 진료보수 총액의 계약을 사전에 체결하는 방식 • 주로 독일에서 시행	총진료비의 억제가 가능하며, 과잉 진료에 대한 자율적 억제 가능	매년 진료비 계약을 둘러싼 교섭의 어려움으로 의료 제공의 혼란을 초래할 우려가 있으며, 새로운 기술의 도입이 지연
상대가치제 (RBRVS)	• 우리나라에서 시행 • 진료행위별 금액으로 표시되어 있는 현재의 수가체계를 진료행위별 점수화하여 요양급여에 소요되는 시간·노력 등 업무량 측정 • 요양급여의 위험도를 고려하여 산출한 가치를 각 항목 간에 상대적 점수로 나타냄		

answer ③ 포괄수가제 / ④ 총괄계약제

CHECK Point 지불단위와 위험부담

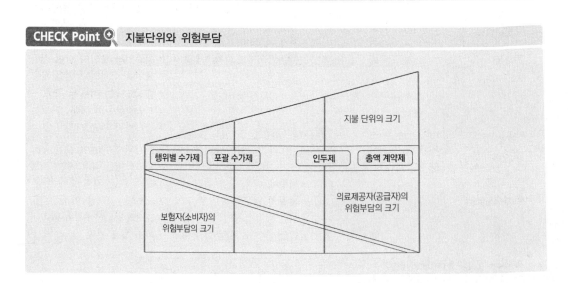

(2) 우리나라 건강보험의 역사★

1963.11	임의 의료보험기	사회보장에 관한 법률	
①		의료보험 제정	임의적용 방식으로 사회여건에 맞지 않아 유명무실
②	사회보험으로 의료보험 확장기	전문개정	500인 이상 사업장과 공업단지 근로자 강제 적용
1979.1		전문개정	공·교 의료보험 실시
1987			한방의료보험
1988			농어촌 지역의료보험제도의 실시
③	전 국민 의료보험기	전 국민 의료보험 실시	약국 의료보험 전면 실시 도시지역 의료보험 실시로 전 국민 의료보험 실시 (직장의료보험, 공무원 및 사립학교 교직원 의료보험, 지역의료보험으로 운영)
④	통합 의료보험기	국민의료보험법 시행	공무원 및 사립학교 교직원 의료보험과 227개 지역 의료보험이 통합(1차 의료보험 조직 통합)
⑤		국민건강보험법 시행	의약분업 시행, 지역과 직장보험의 통합 (2차 의료보험 조직 통합) 국민건강보험공단 및 건강보험심사평가원 업무 개시
2001.1			행위별 상대가치 수가체계 및 수가계약제 시행
⑥			직장가입자와 지역가입자의 재정 통합 (3차 의료보험 조직 통합)
⑦		노인장기요양보험법 제정	2008.7. 노인장기요양보험 시행
2011.1			사회보험 통합 징수

answer ① 1963 / ② 1977 / ③ 1989 / ④ 1998 / ⑤ 2000 / ⑥ 2003 / ⑦ 2007

(3) 의료보장제도의 유형(NHI와 NHS)

구분		NHI	NHS
적용대상 관리		국민을 임금소득자, 공무원, 자영자 등으로 구분 관리	전 국민을 일괄 적용
재원 조달		보험료, 일부 국고 지원	정부 일반 조세
의료 기관		• 일반 의료기관 중심 • 의료의 사유화 전제	• 공공 의료기관 중심 • 의료의 사회화 전제
급여 내용		치료 중심적	예방 중심적
의료 보수 산정 방법		의료기관과의 계약에 의한 행위별 수가제	• 일반 개원의는 인두제 • 병원급은 봉급제
관리 기구		보험자(조합 또는 금고)	정부기관(사회보험청 등)
대표 국가		독일, 프랑스, 네덜란드, 일본 등	영국, 스웨덴, 이탈리아, 캐나다 등
장·단점	기본 철학	의료비에 대한 국민의 1차적 자기 책임의식 견지(국민의 정부의존 최소화)	• 국민의료비에 대한 국가 책임 견지 • 전 국민 보편적용(국민의 정부의존 심화)
	국민 의료비	의료비 억제기능 취약	의료비 통제효과 강함

보험료 형평성	• 보험자 간 보험료 부과의 형평성 부족 • 보험자 간 재정불균형 파생	• 조세에 의한 재원 조달로 소득재분배 효과 • 조세체계가 선진화되지 않은 경우 소득 역진 초래
의료 서비스	• 상대적으로 양질의료 제공 • 첨단의료기술 발전에 긍정적 영향	• 의료의 질 저하, 입원 대기환자 급증 • 민간보험 가입경향 증가로 국민의 이중 부담 초래
관리 운영	• 조합중심 자율 운영 • 상대적으로 관리운영비 많이 소요	• 정부기관 직접 관리 • 관리운영비 절감

CHECK Point 🔍 Roemer

(1) Roemer의 보건의료체계(1976)
　　① 자유기업형　　　　② 복지국가형
　　③ 저개발국형　　　　④ 개발도상국형
　　⑤ 사회주의국형

(2) Roemer의 Matrix형(1991)★

1991년 보건의료체계를 구성하는 두 개의 차원, 즉 경제적 요소와 정치적 요소를 기준으로 분류하였다.

경제 수준 (국민 1인당 GNP)	정치적 요소(시장개입 정도)			
	시장지향적	복지지향적	전 국민 포괄적	중앙계획형
선진국 (부유하고 산업화된 나라)	미국	서독, 캐나다, 일본, 노르웨이	영국, 뉴질랜드	구 소련, 구 동구권
개발도상국	태국, 필리핀, 남아프리카공화국	브라질, 이집트, 말레이시아	이스라엘, 니카라과	쿠바, 북한
극빈국 (빈곤한 나라)	가나, 방글라데시, 네팔	인도, 미얀마	스리랑카, 탄자니아	중국(개혁, 개방 이전), 베트남
자원이 풍부한 나라		리비아, 가봉	쿠웨이트, 사우디 아라비아	

(4) 본인일부부담제

①		제3자 지불단체가 의료비의 일정 비율을 지불해 주고 본인이 나머지를 부담하는 제도
소액 정액제	②	의료이용 내용과 관계없이 이용하는 의료서비스 건당 일정액만 소비자가 부담하고 나머지는 보험자가 부담하는 제도
	③	이용하는 의료서비스 건당 일정액만을 보험자가 부담하고 나머지는 환자가 지불하는 제도
④		의료비가 일정 수준에 이르기까지는 전혀 보험급여를 해 주지 않는 방법으로, 일정액까지는 피보험자가 비용을 지불하고 그 이상의 비용만 보험 급여로 인정하는 것
⑤		일정 수준을 초과하는 보험진료비에는 보험급여를 해 주지 않는 제도
⑥		공제제와 정액제를 병용하여 본인부담액을 결정하는 제도

answer ① 본인부담 정률제 / ② 정액 부담제 / ③ 정액 수혜제 / ④ 비용 공제제 / ⑤ 급여 상한제 / ⑥ 혼합제

(5) 가입자 및 피부양자

적용대상	국내에 거주하는 국민은 건강보험의 가입자 또는 피부양자가 된다.
가입자의 종류	직장가입자와 지역가입자
가입자의 자격취득 시기	국내에 거주하게 된 날에 직장가입자 또는 지역가입자의 자격을 얻는다. ① 사망한 날의 다음 날 ② 국적을 잃은 날의 다음 날 ③ 국내에 거주하지 아니하게 된 날의 다음 날 ④ 직장가입자의 피부양자가 된 날 ⑤ 수급권자가 된 날 ⑥ 건강보험을 적용받고 있던 사람이 유공자 등 의료보호대상자가 되어 건강보험의 적용 　배제신청을 한 날
피부양자	① 직장가입자의 배우자 ② 직장가입자의 직계존속(배우자의 직계존속 포함) → 부모, 장인·장모, 시부모 등 ③ 직장가입자의 직계비속(배우자의 직계비속 포함)과 그 배우자 → 자녀, 손자, 손녀, 며 　느리, 사위 등 ④ 직장가입자의 형제·자매

(6) 급여의 종류

요양급여	가입자 및 피부양자의 질병·부상·출산 등에 대하여 요양급여를 실시 ① 진찰·검사　　② 약제·치료재료의 지급　　③ 처치·수술 기타의 치료 ④ 예방·재활　　⑤ 입원　　　⑥ 간호　　　⑦ 이송	
건강검진	일반건강검진	직장가입자, 세대주인 지역가입자, 20세 이상인 지역가입자 및 20세 이상인 피부양자
	암검진	제1호에 따른 대상자 중 암종별 특성을 고려하여 검진이 필요한 자로서 보건복지부장관이 정하여 고시하는 자
	영유아건강검진	6세 미만의 가입자 및 피부양자
부가급여	① 법 제50조에 따른 부가급여는 임신·출산(유산 및 사산 포함) 진료비로 한다. ② 지원 대상 　㉠ 임신·출산한 가입자 또는 피부양자 　㉡ 2세 미만인 가입자 또는 피부양자("2세 미만 영유아")의 법정대리인(출산한 가입자 　　또는 피부양자가 사망한 경우에 한정) ③ 이용권으로 결제할 수 있는 금액의 상한은 다음과 같다. 　㉠ 하나의 태아를 임신·출산한 경우 : 100만원 　㉡ 둘 이상의 태아를 임신·출산한 경우 : 140만원	
선별급여	요양급여를 결정함에 있어 경제성 또는 치료 효과성 등이 불확실하여 그 검증을 위하여 추가적인 근거가 필요하거나, 경제성이 낮아도 가입자와 피부양자의 건강 회복에 잠재적 이득이 있는 등 대통령령으로 정하는 경우에는 예비적인 요양급여인 선별급여로 지정하여 실시할 수 있다.	

급여의 제한	① 고의 또는 중대한 과실로 인한 범죄행위에 기인하거나 고의로 사고를 발생시킨 때 ② 고의 또는 중대한 과실로 공단이나 요양기관의 요양에 관한 지시에 따르지 않은 때 ③ 고의 또는 중대한 과실로 문서 기타 물건의 제출을 거부하거나 질문 또는 진단을 기피한 때 ④ 업무 상 또는 공무 상 질병·부상·재해로 인하여 다른 법령에 의한 보험급여나 보상 또는 보상을 받게 되는 때
급여의 정지	① 국외에 체류하는 경우 ②「병역법」의 규정에 의한 현역병(지원에 의하지 아니하고 임용된 하사를 포함), 전환복무된 사람 및 무관후보생 ③ 교도소 기타 이에 준하는 시설에 수용되어 있을 때

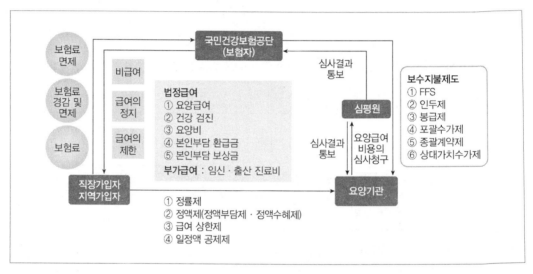

<건강보험 체계>

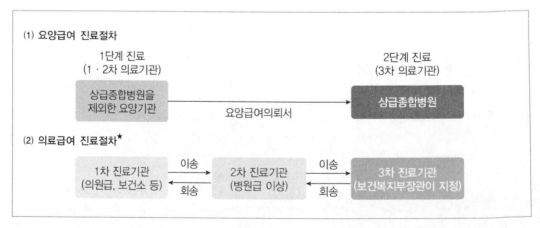

<진료절차>

(7) 국민건강보험 공단 및 심평원의 업무★

국민건강보험공단의 업무	심평원의 업무
① 가입자 및 피부양자의 자격 관리 ② 보험료와 그 밖에 이 법에 따른 징수금의 부과 · 징수 ③ 보험급여의 관리 ④ 가입자 및 피부양자의 질병의 조기 발견 · 예방 및 건강 관리를 위하여 요양급여 실시 현황과 건강검진 결과 등을 활용하여 실시하는 예방사업으로서 대통령령으로 정하는 사업 ⑤ 보험급여비용의 지급 ⑥ 자산의 관리 · 운영 및 증식 사업 ⑦ 의료시설의 운영 ⑧ 건강보험에 관한 교육훈련 및 홍보 ⑨ 건강보험에 관한 조사 연구 및 국제 협력 ⑩ 이 법에서 국민건강보험공단의 업무로 정하고 있는 사항 ⑪ 「국민연금법」, 「고용보험 및 산업재해보상보험의 보험료징수 등에 관한 법률」, 「임금채권보장법」 및 「석면피해구제법」에 따라 위탁받은 업무 ⑫ 그 밖에 이 법 또는 다른 법령에 의하여 위탁받은 업무 ⑬ 그 밖에 건강보험과 관련하여 보건복지부장관이 필요하다고 인정한 업무	① 요양급여비용의 심사 ② 요양급여의 적정성 평가 ③ 심사기준 및 평가기준의 개발 ④ ①부터 ③까지의 규정에 따른 업무와 관련된 조사 연구 및 국제 협력 ⑤ 다른 법률에 따라 지급되는 급여비용의 심사 또는 의료의 적정성 평가에 관하여 위탁받은 업무 ⑥ 건강보험과 관련하여 보건복지부장관이 필요하다고 인정한 업무 ⑦ 그 밖에 보험급여 비용의 심사와 보험급여의 적정성 평가와 관련하여 대통령령으로 정하는 업무

(8) 우리나라 건강보험의 특성★

① 모든 국민을 보험법에 근거하여 강제로 가입시킴으로써 가입과 탈퇴의 자유선택권이 없다.

② 보험료는 경제적인 능력에 비례하여 부과하는 반면에, 보험급여는 모든 국민에게 동일하게 주어지도록 형평성을 유지하고 있다.

③ 보험료 부과방식은 근로소득자와 자영업자로 이원화되어 있다.

④ 모든 의료기관을 건강보험 요양기관으로 강제 지정하여 국민들의 의료에의 접근을 쉽게 하고 있다.

⑤ 진료 보수의 경우 행위별 수가제도를 적용하며, 제3자 지불 방식으로 운용하고 있다.

⑥ 단기 보험(1회계년도 기준의 보험료 계산)이다.

⑦ 예방보다 치료 중심의 급여제도이다.

⑧ 단일 보험자체계(통합주의)이다. ↔ 조합주의

(9) 사회보험과 민간보험의 차이★

구분	사회보험	민간보험(사보험)
제도의 목적	최저 생계 또는 의료 보장	개인적 필요에 따른 보장
보험가입	강제 가입	임의 가입
부양성	국가 또는 사회 부양성	없음
수급권	법적 수급권	계약적 수급권
독점 · 경쟁	정부 및 공공기관의 독점	자유 경쟁
공공부담 여부	공동 부담(불완전 자조체계)	본인부담(완전 자조체계)
재원 부담	능력비례 부담	개인의 선택
보험료 부담방식	주로 정률제	주로 정액제
보험료 수준	집단율(평균율)에 따르는 소득비례원칙	위험률 비례 요인(경험률)
보험자의 위험선택	할 수 없음	할 수 있음
급여 수준	균등 급여	기여 비례 보상
보험사고 대상	주로 대인보험	주로 대물보험
성격	집단보험	개별보험
인플레이션 대책	가능	취약
보험보호 대상	질병, 분만, 산재, 노령, 실업, 폐질에 국한	발생 위험률을 알 수 있는 모든 위험
강조점	복지요소로써 사회적 적합성, 보장성 강조	보험요소로써 개인적 적합성, 효율성 강조

 Theme 07 장기요양급여의 종류(노인장기요양보험법 제23조)★★

재가급여	①	장기요양요원이 수급자의 가정 등을 방문하여 신체활동 및 가사활동 등을 지원하는 장기요양급여
	②	장기요양요원이 목욕설비를 갖춘 장비를 이용하여 수급자의 가정 등을 방문하여 목욕을 제공하는 장기요양급여
	③	장기요양요원인 간호사 등이 의사, 한의사 또는 치과의사의 지시서에 따라 수급자의 가정 등을 방문하여 간호, 진료의 보조, 요양에 관한 상담 또는 구강위생 등을 제공하는 장기요양급여
	④	수급자를 하루 중 일정한 시간 동안 장기요양기관에 보호해 신체활동 지원 및 심신기능의 유지 · 향상을 위한 교육 · 훈련 등을 제공하는 장기요양급여
	⑤	수급자를 보건복지부령으로 정하는 범위 안에서 일정 기간 동안 장기요양기관에 보호하여 신체활동 지원 및 심신기능의 유지 · 향상을 위한 교육 · 훈련 등을 제공하는 장기요양급여
	기타 재가급여	수급자의 일상생활 · 신체활동 지원 및 인지기능의 유지 · 향상에 필요한 용구를 제공하거나 가정을 방문하여 재활에 관한 지원 등을 제공하는 장기요양급여로써 대통령령으로 정하는 것
⑥		장기요양기관에 장기간 입소한 신체활동 지원 및 심신기능의 유지 · 향상을 위한 교육 · 훈련 등을 제공하는 장기요양급여
⑦	가족요양비	가족장기요양급여
	특례요양비	특례장기요양급여
	요양병원 간병비	요양병원장기 요양급여

answer ① 방문요양 / ② 방문목욕 / ③ 방문간호 / ④ 주·야간보호 / ⑤ 단기보호 / ⑥ 시설 급여 / ⑦ 특별현금 급여

	심신의 기능상태	장기요양 인정점수
1등급	일상생활에서 (①)으로 다른 사람의 도움이 필요한 상태	⑤
2등급	일상생활에서 (②) 다른 사람의 도움이 필요한 상태	⑥
3등급	일상생활에서 (③)으로 다른 사람의 도움이 필요한 상태	⑦
4등급	일상생활에서 (④) 다른 사람의 도움이 필요한 자	⑧
5등급	치매환자	⑨
장기요양 인지지원등급	치매환자로서 장기요양인정 점수가 45점 미만인 자	45점 미만

answer ① 전적 / ② 상당부분 / ③ 부분적 / ④ 일정 부분 / ⑤ 95점 이상 / ⑥ 75점 이상 95점 미만인 자 / ⑦ 60점 이상 75점 미만인 자
⑧ 51점 이상 60점 미만인 자 / ⑨ 45점 이상 51점 미만인 자

Theme 08　의료의 질적 평가(Donabedian)

종류	내용
구조	사전적인 방법이며 보건의료과정에 들어오는 투입물, 즉 보건의료 인력, 시설 및 장비와 같은 자원이 표준을 만족시키는지 평가하는 것 ①(①) : 정부기관이나 민간조직이 평가 항목을 미리 제시하고 의료기관이 이를 충족하고 있는지를 평가 ② 면허 제도 ③ 자격증이나 회원증 제도 ④ 물질적 자원 : 시설, 장비, 재원 ⑤ 인적 자원 : 직원의 규모와 자격 ⑥ 조직 구조 : 의료진의 조직, 동료 감시의 방법, 진료비의 청구 방법
과정	의료 제공자와 환자들 간에 혹은 이들 내부에서 일어나는 행위에 관한 평가 ①(②) 조사 ② 임상진료 지침 ③ 보수 교육 ④ 진료의 본질 행위 ⑦ 적절한 치료, 진단, 투약, 수술 등이 행하여졌는가에 대한 평가 : 진료의 (③)
결과	환자와 인구집단의 건강상태에 미치는 진료 효과를 평가 ① 고객만족도 조사, 의료서비스 평가 ② 진료결과 평가 : 이환율, 사망률, 합병증 등의 지표를 공표 ③ 진료의 (④) 평가

answer ① 신임제도 / ② 의료 이용도 / ③ 질 / ④ 양

Theme 09 우선순위 설정 원칙

①	① 문제의 크기 ② 문제의 심각성 ③ 과학적 지식과 기술 존재 ④ 자원 동원성 ⑤ 대상자의 수용력
BPRS방식	BPRS = (A+2B) × C ① A : (❷) / 건강문제를 지닌 인구의 비중 / 만성질환 유병률, 급성질환 발생률 ② B : (❸) / 긴급성, 경중도, 경제적 손실, 타인에의 영향 ③ C : (❹) / 건강문제 해결을 위한 사업의 효과
John Bryant	① 유병도 ② 심각도 ③ 관심도 ④ (❺)
미국 메릴랜드 주의 황금 다이아몬드 모델	(❻)와 변화의 경향(trend)을 이용하여 우선순위를 결정

answer ① Hanlon / ② 문제의 크기 / ③ 문제의 심각도 / ④ 사업의 추정효과 / ⑤ 난이도 / ⑥ 상대적 크기

 Theme 10 세계보건기구(WHO) ★★★

설립	UN의 전문기관으로 (①)년 4월 7일 발족하였으며, 본부는 스위스 제네바
주요 기능	(1) 국제적인 보건사업의 지휘 및 조정 (2) 회원국에 대한 기술지원 및 자료의 공급 (3) 전문가 파견에 의한 기술자문 활동 등 (4) 보건, 의학, 관련 전문분야의 교육과 훈련기준 개발 보급

지역 사무소	지역 사무기구	위치	해당 국가
	동지중해	카이로(이집트)	아프리카 북부, 중동 등 23개 국가
	동남아시아	(②)(인도)	북한, 태국, 인도네시아 등 11개 국가
	서태평양	(③)(필리핀)	한국, 일본, 중국을 포함한 37개 국가
	범미주	워싱턴DC(미국)	남미, 북미 등 22개 국가
	유럽	코펜하겐(덴마크)	유럽의 54개 국가
	아프리카	브라자빌(콩고)	아프리카 중남부 등 47개 국가

answer ① 1948년 / ② 뉴델리 / ③ 마닐라

진료기록부 등의 보존(의료법 시행규칙 제15조)★★

(①)년	처방전
(②)년	진단서 등의 부본
(③)년	환자 명부, 검사 내용 및 검사소견 기록, 방사선 사진 및 그 소견서, 간호기록부, 조산기록부
10년	④

answer ① 2 / ② 3 / ③ 5 / ④ 진료기록부, 수술기록부

CHECK Point ⊕ 의사결정기법

비용-편익분석 (CBA)	① 하나 또는 둘 이상의 사업 대안에 대해 가장 타당성이 있는 방법을 판단하는 데 이용하는 방법. 즉, 계획에 대한 비용과 편익을 각각 측정하여 사회적·경제적 관점에서 가장 많은 순편익이 되는 방안을 찾아내는 분석기법이며, 경제적 타당성 검토 기준으로 결과가 화폐가치로 나타나게 된다. ② 비용-편익 분석에 의한 대안의 타당성 평가에서는 　㉠ 비용편익비(B/C ratio)는 적어도 1 이상 : 소규모 사업일 때 채택 　㉡ 순현재가치[NPV = 편익(총이득) − 총비용]는 적어도 0 이상 　　: 비용편익분석의 일차적 분석 　㉢ 내부수익률(IRR)은 정해 놓은 최저 한계선(대부분 은행 금리) 이상 　㉣ 자본회수 기간(회임 기간)은 짧을수록 좋다.
비용-효과 분석 (CEA)	① 정의 : 주어진 목적 달성을 위한 여러 가지 서로 다른 방법을 비교하여 그중 가장 사업성이 큰 방법을 찾아내도록 하는 방법 ② 방법 : 비용 1단위당 최대의 효과를 갖는 대안을 선택
비용-효용 분석 (CUA)	① 조건 : 산출물은 단수 혹은 복수이며, 종류 및 양이 사업대안 간에 동일할 필 요가 없으며, 효용은 건강일수(healthy days) 혹은 질보정수명(QALY)으로 측정 ② 방법 : 건강 일수 하루당 혹은 질 보정 수명 1년당 최소의 비용이 소요되는 방안이나 혹은 비용 한 단위당 최대의 효용을 갖는 대안을 선택한다.
최소비용분석	① 정의 : 어떤 보건의료사업이나 치료의 비용을 측정하여 가장 비용이 적게 드 는 대안을 찾는 방법 ② 방법 : 보건의료사업 시행에 소요되는 제반 비용을 추계한 후 최소의 비용이 소요되는 대안을 선택

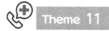

제2조	(용어의 정의) "지역보건의료기관"이란 지역주민의 건강을 증진하고 질병을 예방·관리하기 위해 이 법에 따라 설치·운영하는 보건소, 보건의료원, 보건지소 및 건강생활지원센터를 말한다.

제7조★

(지역보건의료계획의 수립 등)

① 시·도지사 또는 시장·군수·구청장은 지역주민의 건강 증진을 위하여 다음 각 호의 사항이 포함된 지역보건의료계획을 4년마다 제3항 및 제4항에 따라 수립해야 한다.
1. 보건의료 수요의 측정
2. 지역보건의료서비스에 관한 장기·단기 공급대책
3. 인력·조직·재정 등 보건의료자원의 조달 및 관리
4. 지역보건의료서비스의 제공을 위한 전달체계 구성 방안
5. 지역보건의료에 관련된 통계의 수집 및 정리

② 시·도지사 또는 시장·군수·구청장은 매년 제1항에 따른 지역보건의료계획에 따라 연차별 시행계획을 수립하여야 한다.

③ 시장·군수·구청장(특별자치시장·특별자치도지사는 제외)은 해당 시·군·구(특별자치시·특별자치도는 제외) 위원회의 심의를 거쳐 지역보건의료계획(연차별 시행계획을 포함)을 수립한 후 해당 시·군·구의회에 보고하고 시·도지사에게 제출하여야 한다.

④ 특별자치시장·특별자치도지사 및 제3항에 따라 관할 시·군·구의 지역보건의료계획을 받은 시·도지사는 해당 위원회의 심의를 거쳐 시·도(특별자치시·특별자치도를 포함)의 지역보건의료계획을 수립한 후 해당 시·도의회에 보고하고 보건복지부장관에게 제출하여야 한다.

〈지역보건의료계획 및 시행결과 작성주기〉

	작성계획	주기	제출시기	제출처
시·도	지역보건의료계획서	4년	계획 시행연도 2월 말까지	보건복지부
	연차별 시행계획	1년	계획 시행연도 2월 말까지	
	연차별 시행결과	1년	매 시행연도 다음 해 2월 말까지	
시·군·구	지역보건의료계획서	4년	계획 시행연도 1월 31일까지	시·도
	연차별 시행계획	1년	계획 시행연도 1월 31일까지	
	연차별 시행결과	1년	매 시행연도 다음 해 1월 31일까지	

제10조

(보건소의 설치)

① 지역주민의 건강을 증진하고 질병을 예방·관리하기 위하여 시·군·구에 1개소의 보건소(보건의료원을 포함한다. 이하 같다)를 설치한다. 다만, 시·군·구의 인구가 30만 명을 초과하는 등 지역주민의 보건의료를 위하여 특별히 필요하다고 인정되는 경우에는 대통령령으로 정하는 기준에 따라 해당 지방자치단체의 조례로 보건소를 추가로 설치할 수 있다.

② 동일한 시·군·구에 2개 이상의 보건소가 설치되어 있는 경우 해당 지방자치단체의 조례로 정하는 바에 따라 업무를 총괄하는 보건소를 지정하여 운영할 수 있다.

시행령 제8조(보건소의 설치)
① 법 제10조에 따른 보건소는 시·군·구별로 1개씩 설치한다. 다만, 지역주민의 보건의료를 위하여 특별히 필요하다고 인정되는 경우에는 필요한 지역에 보건소를 추가로 설치·운영할 수 있다.

	1. 해당 시·군·구의 인구가 30만명을 초과하는 경우 2. 해당 시·군·구의 「보건의료기본법」에 따른 보건의료기관 현황 등 보건의료 여건과 아동·여성·노인·장애인 등 보건의료 취약계층의 보건의료 수요 등을 고려하여 보건소를 추가로 설치할 필요가 있다고 인정되는 경우 ② 제1항 단서에 따라 보건소를 추가로 설치하려는 경우에는 「지방자치법 시행령」 제73조에 따른다. 이 경우 해당 지방자치단체의 장은 보건복지부장관과 미리 협의하여야 한다.
제11조	(보건소의 기능 및 업무) ① 보건소는 해당 지방자치단체의 관할 구역에서 다음 각 호의 기능 및 업무를 수행한다. 1. 건강 친화적인 지역사회 여건의 조성 2. 지역보건의료정책의 기획, 조사·연구 및 평가 3. 보건의료인 및 「보건의료기본법」 제3조 제4호에 따른 보건의료기관 등에 대한 지도·관리·육성과 국민보건 향상을 위한 지도·관리 4. 보건의료 관련기관·단체, 학교, 직장 등과의 협력체계 구축 5. 지역주민의 건강증진 및 질병예방·관리를 위한 다음 각 목의 지역보건의료서비스의 제공 　가. 국민건강증진·구강건강·영양관리사업 및 보건교육 　나. 감염병의 예방 및 관리 　다. 모성과 영유아의 건강유지·증진 　라. 여성·노인·장애인 등 보건의료 취약계층의 건강유지·증진 　마. 정신건강증진 및 생명존중에 관한 사항 　바. 지역주민에 대한 진료, 건강검진 및 만성질환 등의 질병관리에 관한 사항 　사. 가정 및 사회복지시설 등을 방문하여 행하는 보건의료 및 건강관리사업 　아. 난임의 예방 및 관리
제12조	(보건의료원)★ 보건소 중 「의료법」 제3조 제2항 제3호 가목에 따른 병원의 요건을 갖춘 보건소는 보건의료원이라는 명칭을 사용할 수 있다.
제13조	(보건지소의 설치) 지방자치단체는 보건소의 업무수행을 위하여 필요하다고 인정하는 경우에는 대통령령으로 정하는 기준에 따라 해당 지방자치단체의 조례로 보건소의 지소인 "보건지소"를 설치할 수 있다.
제14조	(건강생활지원센터의 설치) 지방자치단체는 보건소의 업무 중에서 특별히 지역주민의 만성질환 예방 및 건강한 생활습관 형성을 지원하는 건강생활지원센터를 대통령령으로 정하는 기준에 따라 해당 지방자치단체의 조례로 설치할 수 있다.
제31조	(「의료법」에 대한 특례) 보건의료원은 「의료법」에 따른 병원 또는 치과의원 또는 한의원으로 보고, 보건소·보건지소 및 건강생활지원센터는 의원·치과의원 또는 한의원으로 본다.

4조	(국민건강증진종합계획의 수립)★ ① 보건복지부장관은 제5조의 규정에 따른 국민건강증진정책심의위원회의 심의를 거쳐 국민건강증진종합계획(이하 "종합계획"이라 한다)을 5년마다 수립하여야 한다. 이 경우 미리 관계 중앙행정기관의 장과 협의를 거쳐야 한다. 〈개정 2008. 2. 29., 2010. 1. 18.〉 ② 종합계획에 포함되어야 할 사항은 다음과 같다. 〈개정 2014. 3. 18.〉 　1. 국민건강증진의 기본목표 및 추진방향 　2. 국민건강증진을 위한 주요 추진과제 및 추진방법 　3. 국민건강증진에 관한 인력의 관리 및 소요재원의 조달방안 　4. 제22조의 규정에 따른 국민건강증진기금의 운용방안 　4의2. 아동·여성·노인·장애인 등 건강취약 집단이나 계층에 대한 건강증진 지원방안 　5. 국민건강증진 관련 통계 및 정보의 관리 방안 　6. 그 밖에 국민건강증진을 위하여 필요한 사항
8조	(금연 및 절주운동) ④ 「주류 면허 등에 관한 법률」에 의하여 주류제조의 면허를 받은 자 또는 주류를 수입하여 판매하는 자는 대통령령이 정하는 주류의 판매용 용기에 과다한 음주는 건강에 해롭다는 내용과 임신 중 음주는 태아의 건강을 해칠 수 있다는 내용의 경고문구를 표기하여야 한다. 시행령 제13조(경고문구의 표기대상 주류)★ 법 제8조 제4항에 따라 그 판매용 용기에 과다한 음주는 건강에 해롭다는 내용의 경고문구를 표기해야 하는 주류는 국내에 판매되는 「주세법」에 따른 주류 중 알코올분 1도 이상의 음료를 말한다.

▶ YouTube
김희영의별스토리
Nurs'tory

저자소개

학력
- 중앙대학교 의과대학 간호학과 졸업
- 중앙대학교 사회개발원대학원 보건행정학 석사
- 중앙대학교 일반대학원 간호학 박사

경력
- 서울특별시 지방공무원(지방간호주사보)
  - 동부시립병원 책임간호사
  - 마포구보건소 보건지도과
- 교육 공무원
  - 서울정수초등학교 보건교사
  - 경남 해인초등학교 보건교사

현재
- 중앙대학교 간호대학 객원교수
- 성균관대학교 임상간호대학원 강사
- 대방열림고시학원 공중보건 담당교수

김희영의 공중보건 알Zip 알짜기출/집중정리 **핵심노트**

개정2판	2024년 12월 27일
편저자	김희영
펴낸이	노소영
펴낸곳	도서출판 마지원
등록번호	제559-2016-000004
전화	031)855-7995
팩스	02)2602-7995
주소	서울 강서구 마곡중앙로 171

http://blog.naver.com/wolsongbook

ISBN | 979-11-92534-50-3(13510)

정가 17,000원

* 잘못된 책은 구입한 서점에서 교환해 드립니다.
* 이 책에 실린 모든 내용 및 편집구성의 저작권은 도서출판 마지원에 있습니다.
  저자와 출판사의 허락 없이 복제하거나 다른 매체에 옮겨 실을 수 없습니다.

DO IT